Akute Depression

von Martin Hautzinger

HOGREFE
GÖTTINGEN · BERN · WIEN · PARIS · OXFORD · PRAG · TORONTO
CAMBRIDGE, MA · AMSTERDAM · KOPENHAGEN · STOCKHOLM

Prof. Dr. Martin Hautzinger geb. 1950. 1971–1976 Studium der Psychologie in Bochum und Berlin. 1980 Promotion. 1981–1983 Assistent Professor am Department of Psychology der University of Oregon, Eugene, USA. 1984–1989 Hochschulassistent für Klinische und Differentielle Psychologie an der Universität Konstanz. 1987 Habilitation. 1990–1996 Professor für Klinische Psychologie am Psychologischen Institut der Universität Mainz. Seit Oktober 1996 Ordinarius für Psychologie und Leiter der Abteilung Klinische Physiologische Psychologie am Psychologischen Institut der Universität Tübingen.

Bibliografische Information der Deutschen Nationalbibliothek

Die Deutsche Nationalbibliothek verzeichnet diese Publikation in der Deutschen Nationalbibliografie; detaillierte bibliografische Daten sind im Internet über http://dnb.d-nb.de abrufbar.

Göttingen • Bern • Wien • Paris • Oxford • Prag • Toronto
Cambridge, MA • Amsterdam • Kopenhagen • Stockholm

http://www.hogrefe.de
Aktuelle Informationen • Weitere Titel zum Thema • Ergänzende Materialien

---

Satz: Grafik-Design Fischer, Weimar
Druck: AZ Druck und Datentechnik, Kempten
Printed in Germany
Auf säurefreiem Papier gedruckt

ISBN 978-3-8017-2144-2

Inhaltsverzeichnis

Einführung

Eine akute Depression ist gekennzeichnet durch die Beeinträchtigung der Stimmung, Gefühle der Niedergeschlagenheit, Ängste, Verlust der Freude, emotionale Leere, Antriebslosigkeit, Interesseverlust und zahlreiche körperliche Beschwerden. Rechnet man mildere Formen depressiver Beeinträchtigungen sowie die resignativ-depressive Reaktionen bei anderen psychischen und körperlichen Erkrankungen mit, dann sind Depressionen vermutlich die häufigsten und in allen Lebensabschnitten vorkommenden psychischen Beeinträchtigungen.

Depressionen sind die häufigsten psychischen Beeinträchtigungen

Viele der genannten Gefühlszustände und Beschwerden kennen jedoch alle Menschen. Sie sind, wenn sie eine bestimmte Dauer und/oder Intensität nicht überschreiten, normale, gesunde Reaktionen auf die Erfahrungen von z. B. Verlusten, Misserfolgen, Enttäuschungen, Belastungen, Zeiten der Ziellosigkeit, der Einsamkeit oder der Erschöpfung. Wann und wodurch die Grenze zwischen diesen normalen Reaktionen und den als klinisch auffällig betrachteten Symptomen überschritten wird, gehört unverändert zu den ungelösten Fragen im Zusammenhang mit depressiven Störungen.

Grenze zwischen normalen Reaktionen und klinisch auffälligen Symptomen gehört zu den ungelösten Fragen

In diesem Buch geht es um die *akute Depression*. Eine akute Depression kann diagnostisch als einzelne oder wiederholt auftretende „depressive Episode" (F32, F33), als „Anpassungsstörung" (F43.2) oder auch als „nicht näher bezeichnete andere bzw. sonstige affektive Störung" (F38, F39) diagnostisch nach ICD-10 verschlüsselt werden (vgl. Kasten).

Akute Depressionen kommen auch im Verlauf sogenannter „bipolar affektiver Störungen" vor. Auf diese besondere Form einer Depression soll jedoch hier nicht eingegangen werden. Diesem Störungsbild ist ein eigener Band in dieser Buchreihe gewidmet (Meyer & Hautzinger, 2010). Ferner kann eine akute Depression nach mehreren Erkrankungsepisoden oder auch von Anfang an chronifizieren (z. B. als Dysthymie oder als Vollbild einer Depression über mehr als 2 Jahre anhalten). Akute Depressionen können auch auf Behandlungen unzureichend ansprechen. Diese chronisch verlaufenden bzw. therapierefrakträren Depressionen soll hier auch nicht das Thema sein. Hierzu wird ein eigener Band in dieser Buchreihe erscheinen (Schramm, Brakemeier & Hautzinger, in Vorb.).

Dieser Band zur „akuten Depression" basiert auf dem früheren Buch mit dem Titel „Depression" (Hautzinger, 1998). Seitdem hat sich das Feld der „affektiven Störungen" durch Erkenntnisfortschritte und neue Behandlungsmöglichkeiten weiter aufdifferenziert. Das psychologische und neurobiolo-

Diagnostische Kategorien affektiver Störungen nach ICD-10	
Manische Episode (F30) Bipolare Störung (F31) • hypomanische Episode • manische Episode – mit psychotischen Symptomen – ohne psychotische Symptome Depressive Episode (F32) • ohne somatische Symptome • mit somatischen Symptomen • ohne psychotische Symptome • mit psychotischen Symptomen	Rezidivierende Depression (F33) • ohne somatische Symptome • mit somatischen Symptomen • ohne psychotische Symptome • mit psychotischen Symptomen Anhaltende affektive Störung (F34) • Dysthymia • Zyklothymia Sonstige affektive Störungen (F38) Nicht näher bezeichnete affektive Störungen (F39) Anpassungsstörung (F43.2) Postpartum Depression (F53.0) Organische affektive Störung (F06.3)

gische Verständnis sowie die psychiatrischen und psychologischen Behandlungsoptionen rechtfertigen nicht nur die Unterscheidung in unipolare bzw. bipolare affektive Störungen, sondern auch in akute, in chronische und in rezidivierende (unipolare) Depressionen. Insbesondere bei der Psychotherapie im Rahmen von bipolaren affektiven Störungen und bei den rezidivierenden unipolaren Episoden stehen die Rückfallprophylaxe, die Vermeidung von Hospitalisierung und der Erhalt eines möglichst hohen sozialen Funktionsniveaus im Mittelpunkt. Auch dieser rückfallprophylaktische Fokus rechtfertigt eigenständige Konzepte (z. B. Meyer & Hautzinger, 2004; Risch, Stangier, Heidenreich & Hautzinger, 2010) und damit verbundene Untersuchungen. Eine weitere Aufdifferenzierung unseres Wissens über affektive Störungen erlaubt heute auch die „universelle bzw. selektive Prävention" depressiver Entwicklungen bei Kindern und Jugendlichen (Pössel, Horn, Seemann & Hautzinger, 2004).

Der Schwerpunkt dieses Buches liegt auf dem psychologischen Verständnis und der Psychotherapie akuter depressiver Episoden. Damit verbunden ist das Ziel der Symptomreduktion und der Überwindung aktueller depressiver Beeinträchtigungen. Dies wird vom Schweregrad der depressiven Symptomatik und von der vorhandenen Komorbidität beeinflusst. Da der Schwerpunkt des früheren Buches bereits auf dem Verständnis und der Therapie akuter depressiver Zustände lag und dabei wissenschaftlich gut begründete

Konzepte zur Anwendung kamen, liegt mit diesem Buch kein vollständig neues Werk vor. Es werden die bewährten und erfolgreichen, auf wissenschaftlichen Evidenzen begründeten Erklärungen und Behandlungen übernommen, doch um aktuelle Entwicklungen und Interventionen ergänzt. Es ist so ein Buch entstanden, das Neues und weiterhin Bewährtes, man könnte auch sagen Modernes und Klassisches miteinander verbindet.

Tübingen, August 2009 *Martin Hautzinger*

1 Beschreibung der Störung

Merke:

Niedergeschlagenheit, traurige Verstimmung, Gefühllosigkeit, Angst, Antriebsminderung, Selbstzweifel, Wertlosigkeit, Hoffnungslosigkeit, Sinnlosigkeit, häufig begleitet von Ängstlichkeit und Unruhe, Energielosigkeit, Appetitstörungen, Gewichtsverlust, Libidoverlust, Schlafstörungen, Schmerzen, Konzentrationsprobleme und Suizidideen sind typische Beschwerden und Auffälligkeiten einer akuten Depression.

Leitsymptome sind Niedergeschlagenheit, Freudlosigkeit und Antriebslosigkeit

Neben der umgangssprachlichen Anwendung des Begriffs „Depression" auf Verstimmtheitszustände im Bereich normalen Erlebens wird von Depressionen im Bereich psychischer Störungen auf drei Ebenen gesprochen: (a) auf der symptomatologischen Ebene, wenn es um Einzelsymptome wie z. B. Traurigkeit oder Niedergeschlagenheit geht; (b) auf der syndromalen Ebene als ein als zusammenhängend angenommener Merkmalskomplex mit emotionalen, kognitiven, motorischen, motivationalen, physiologischen, endokrinologischen Komponenten; und schließlich (c) als Oberbegriff für möglicherweise verschiedene Erkrankungen und dem zugehörigen (hypothetischen) Ursachen-, Verlaufs- und Behandlungswissen.

Körperliche und psychische Symptome kommen gemeinsam vor

Akute depressive Syndrome sind durch eine Vielzahl heterogener Symptome gekennzeichnet. Charakteristisch ist, dass körperliche und psychische Symptome gemeinsam vorkommen. In Tabelle 1 sind die wesentlichen Symptome einer Depression nach psychologischen Gesichtspunkten geordnet. Hilfreich ist die Unterscheidung in Symptome auf emotionaler, motivationaler, kognitiver, vegetativ-somatischer, motorisch-behavioraler und interaktioneller Ebene.

Erkennen depressiver Störungen erfordert eine sorgfältige Diagnostik

Da keines der in der Tabelle aufgeführten Symptome vorkommen muss, keines nur bei depressiven Störungen vorkommt und außerdem Patienten in unterschiedlicher Ausprägung ein unterschiedlich zusammengesetztes Muster von Symptomen haben können, erfordert das Erkennen einer akuten depressiven Störung eine sorgfältige Diagnostik.

Tabelle 1: Symptomatik akuter Depressionen

Verhalten/Motorik/ Erscheinungsbild	Emotional	Physiologisch-vegetativ	Imaginativ-kognitiv	Motivational
– *Körperhaltung:* kraftlos, gebeugt, spannungsleer; Verlangsamung der Bewegungen; Agitiertheit, nervöse, zappelige Unruhe, Händereiben o. Ä. – *Gesichtsausdruck:* traurig, weinerlich, besorgt; herabgezogene Mundwinkel, vertiefte Falten, maskenhaft erstarrte, manchmal auch nervöse, wechselnd angespannte Mimik – *Sprache:* leise, monoton, langsam – Allgemeine *Aktivitätsverminderung* bis zum Stupor, wenig Abwechslung, eingeschränkter Bewegungsradius, Probleme bei der praktischen Bewältigung alltäglicher Anforderungen	– Gefühle von Niedergeschlagenheit und Hilflosigkeit, Trauer, Hoffnungslosigkeit, Verlust, Verlassenheit, Einsamkeit und innerer Leere, Unzufriedenheit, Schuld, Feindseligkeit, Angst und Sorgen, Gefühl der Gefühllosigkeit und Distanz zur Umwelt	– Innere Unruhe, Erregung, Spannung, Reizbarkeit, Weinen, Ermüdung, Schwäche, Schlafstörungen, tageszeitliche und jahreszeitliche Schwankungen im Befinden, Wetterfühligkeit, Appetit- und Gewichtsverlust, Libidoverlust, allgemeine vegetative Beschwerden (u. a. Kopfdruck, Magenbeschwerden, Verdauungsbeschwerden) – Bei der Diagnose ist auf Folgendes zu achten: Blutdruck, Blutzuckerspiegel, Kalziummangel, Eisenwerte, Serotonin/ Adrenalinmangel, Cortisolüberschuss, Schilddrüsenfunktion	– Negative Einstellung gegenüber sich selbst (als Person, den eigenen Fähigkeiten und dem eigenen Erscheinungsbild) und der Zukunft (z. B. imaginierte Vorstellung von Sackgasse, schwarzem Loch); Pessimismus, permanente Selbstkritik, Selbstunsicherheit, Hypochondrie, Einfallsarmut, mühsames Denken, Konzentrationsprobleme, zirkuläres Grübeln, Erwartung von Strafen oder Katastrophen, Wahnvorstellungen, z. B. Versündigungs-, Insuffizienz- und Verarmungsvorstellungen; rigides Anspruchsniveau, nihilistische Ideen der Ausweglosigkeit und Zwecklosigkeit des eigenen Lebens, Suizidideen	– Misserfolgsorientierung, Rückzugs- bzw. Vermeidungshaltung, Flucht und Vermeidung von Verantwortung, Erleben von Nichtkontrolle und Hilflosigkeit, Interessenverlust, Verstärkerverlust, Antriebslosigkeit, Entschlussunfähigkeit, Gefühl des Überfordertseins, Rückzug bis zum Suizid oder Zunahme der Abhängigkeit von anderen

1.1 Definitionskriterien und Diagnostik

Schweregrade der Depression

Akute Depressionen werden heute durch eine gewisse Anzahl gleichzeitig vorhandener Symptome, die über eine gewisse Zeit andauern müssen und nicht durch andere Erkrankungen bzw. Umstände erklärbar sind, definiert (vgl. Kasten). Der Verlauf, die Schwere (leicht, mittelgradig, schwer) und die besondere Ausprägung der Symptomatik (z. B. somatisch, psychotisch) werden zur Definition von weiteren Untergruppen herangezogen.

Akute Depression

1. *Depressive Stimmung* in einem für den Betroffenen deutlich abnormen Ausmaß, die meiste Zeit des Tages, fast jeden Tag, weitgehend unbeeinflusst durch äußere Umstände und *mindestens zwei Wochen* anhaltend.

Bezogen auf den in (1) kodierten Zeitraum zusätzlich:

2. Verlust von *Interesse* oder *Freude* an Aktivitäten, die normalerweise angenehm sind.
3. Verminderter *Antrieb* oder erhöhte *Ermüdbarkeit.*
4. Verlust von *Selbstvertrauen* und *Selbstwertgefühl.*
5. Unbegründete *Selbstvorwürfe* oder ausgeprägte und unangemessene *Schuldgefühle.*
6. Wiederkehrende *Gedanken* an den Tod oder Suizid oder *suizidales Verhalten.*
7. Klagen über oder Anzeichen für vermindertes *Denk- oder Konzentrationsvermögen* wie *Unentschlossenheit* oder *Unschlüssigkeit.*
8. Änderung der *psychomotorischen Aktivität* mit Agitiertheit oder Hemmung.
9. *Schlafstörungen* jeder Art.
10. *Appetitverlust* oder *gesteigerter Appetit* mit entsprechender *Gewichtsveränderung.*

Beurteilung mit Hilfe der Symptome (1) bis (10) in … Episode:

- *Leicht:* Insgesamt mindestens *4* der Symptome (1) bis (10), darunter mindestens 2 der Symptome (1) bis (3).
- *Mittelschwer:* Insgesamt mindestens *6* der Symptome (1) bis (10), darunter mindestens 2 der Symptome (1) bis (3).
- *Schwer:* Insgesamt *7 bis 8* der Symptome (1) bis (10), darunter alle 3 Symptome (1), (2) und (3).

Keinerlei Hinweise auf (frühere) Hypomanie und Manie!

Falls eine depressive Episode oder eine rezidivierende depressive Störung vorliegt, bedarf es ergänzend der Beurteilung, ob die diagnostischen Kriterien für ein „somatisches Syndrom“ erfüllt sind.

Somatisches Syndrom bei einer akuten Depression (mindestens 4 aus folgenden 8):
1. Deutlicher Verlust von *Interesse* oder *Freude* an Aktivitäten, die normalerweise angenehm sind. 2. Mangelnde Fähigkeit, emotional auf Ereignisse oder Aktivitäten zu *reagieren*, auf die normalerweise eine emotionale Reaktion erfolgt. 3. *Frühmorgendliches Erwachen* zwei Stunden oder mehr vor der gewohnten Zeit. 4. *Morgentief* der Depression. 5. Objektive Hinweise für ausgeprägte *psychomotorische Hemmung oder Agitiertheit* (von anderen bemerkt oder berichtet). 6. Deutlicher *Appetitverlust.* 7. *Gewichtsverlust* (5 % oder mehr im vergangenen Monat). 8. Deutlicher *Libidoverlust.*

Endogenität

Endogene Depression ist veraltete Diagnose

Die veraltete, nicht länger gebrauchte Diagnose einer „endogenen Depression" wird heute als „Major Depression mit Melancholie" (DSM-IV) oder „Depressive Episode mit *somatischen* Symptomen" (ICD-10) beschrieben. Die folgenden Symptome weisen die höchsten Korrelationen auf und werden zur Charakterisierung herangezogen: Psychomotorische Veränderungen (in der Regel Hemmung, gelegentlich aber auch Agitation), Schwere depressive Symptomatik und Mangel an Reagibilität, depressive (nihilistische) Wahnideen, Schuld- und Selbstvorwürfe, deutlicher Interessenverlust, (terminale) Schlafstörungen, Morgentief, Appetitverlust. Ob Verlaufskriterien oder das Ansprechen auf Behandlung weitere differenzierende Merkmale darstellen, ist umstritten.

Psychotische Symptome

Psychotische Symptome drehen sich um Schuld, Sünde, Verarmung, Strafe

Diese zusätzliche Beschreibung einer depressiven Episode erfordert das Vorliegen stimmungskongruenter wahnhafter Symptome. Diese haben im Rahmen einer Depression typischerweise den Inhalt von Schuld, Sünde, Verarmung, Strafe, selten von Verfolgt-werden. Bei Manien herrschen Inhalte der Wichtigkeit, der Einmaligkeit, der Größe, der Unverletzbarkeit, doch auch des Geliebtwerdens vor. Bei stimmungsinkongruenten psychotischen Symptomen bzw. bei zusätzlich formalen Denkstörungen ist die Diagnose einer schizoaffektiven oder einer schizophrenen Störung in Erwägung zu ziehen.

Ergänzende Unterteilungen

Winter-depression

Weitere Spezifizierungen depressiver Störungen ergeben sich durch das jahreszeitlich gebundene Auftreten affektiver Störungen („Winterdepression" bzw. „saisonal abhängige Depression") und durch das Auftreten einer Depression in engem zeitlichen Zusammenhang mit der Geburt eines Kindes („Postpartum Depression") oder in Verbindung mit der Menstruation („Prämenstruelle Dysphorische Störung" – vgl. Schwärzler & Hautzinger, 2002). Ferner werden atypische Depressionen (ängstliche Symptome, Hypersomnie, Hyperphagie, Gewichtszunahme), leichte, subklinische Depressionen („Minor Depression") und eine nicht näher bezeichnete Depression („Depression NNB") unterschieden.

Postpartum Depression

Organisch bedingte Depression

Die Unterkategorien der „Altersdepression" (Erstmanifestation im höheren Lebensalter, Dominanz somatischer Symptome), der „larvierten Depression" (sich hinter somatischen Symptomen verbergende affektive Störung), der „symptomatischen Depression" (Depression als Begleitung körperlicher Erkrankungen), der „organischen Depression" (Depressionen verursacht z. B. durch Tumore, Schlaganfall) und der „sekundären Depression" (Trennung von Störungen nach zeitlicher Manifestation bzw. nach Dominanz von Symptomen) werden heute offiziell nicht länger als Subkategorien verwendet, finden jedoch im klinischen Rahmen noch vielfach Verwendung.

1.2 Differenzialdiagnose

Traurigkeit, Selbstzweifel, Resignation, Dysphorie und das Auftreten einzelner depressiver Symptome ist nicht gleichbedeutend mit dem Vorliegen einer Depression. Auf der anderen Seite gibt es zahlreiche Studien, die zeigen, dass mit körperlichen Erkrankungen, Somatisierungsstörungen, Substanzmissbrauch bzw. -abhängigkeit, endokrinen bzw. immunologischen Störungen, zerebralen Abbauprozessen sowie mit neurologischen Erkrankungen Depressionen einhergehen. Es gibt Schätzungen, dass 15 bis 20 % der Patienten in einer Allgemeinarztpraxis an in der Regel nicht erkannten akuten Depressionen leiden, entsprechend nicht bzw. falsch behandelt werden und so zur Chronifizierung der Störung beigetragen wird.

Merke:

Für eine Differenzialdiagnose einer Depression ist zunächst auszuschließen, dass die deutlich depressive Stimmung durch eine *körperliche Erkrankung* (wie z. B. Schilddrüsenunterfunktion, bestimmte neuronale Noxen und Fehlfunktionen usw.) oder durch *Substanzabhängigkeit* bzw. Medikamentenwirkung bedingt ist.

Dies bedarf in jedem Fall einer gründlichen ärztlichen, apparativen und labormedizinischen Abklärung. Weiterhin ist die direkte Einwirkung von Medikamenten, Drogen und Alkohol zu klären, die ein depressives Bild zur Folge haben können. Insbesondere mit fortschreitendem Alter bekommen selbst verordnete Medikamente (z. B. Antihypertensiva) in diesem Zusammenhang diagnostische Bedeutung.

Daher gehört zur Diagnostik einer Depression immer auch eine gründliche ärztliche (kardiovaskuläre, internistische, respiratorische, neurologische, metabolische, endokrine und immunologische) Untersuchung, was Blutbild, Elektrolyte, Leber- und Nierenfunktion, Schilddrüse, EEG, CT, MRT einschließt.

Bipolare Störung bzw. Zyklothymie ausschließen

Psychopathologisch ist dann das Vorliegen einer *bipolaren affektiven Störung* bzw. einer Zyklothymie zu bestimmen bzw. auszuschließen. Dies erfordert die Berücksichtigung der Kriterien nach ICD-10 für eine Depressive Episode und eine Manische Episode, eine Hypomanie bzw. eine Zyklothymie. Liegt eine dieser Störungen vor, dann hat dies therapeutische Konsequenzen, da sowohl pharmakologisch als auch psychotherapeutisch in der Regel eine unipolare Depression anders behandelt wird als eine Depression im Rahmen einer bipolar affektiven Störung (siehe dazu Meyer & Hautzinger, 2004 bzw. den geplanten Band zu bipolar-affektiven Störungen in dieser Buchreihe, Meyer & Hautzinger, 2010).

Akute Depressionen werden unterteilt in: Depressive Episoden, Dysthymien, Anpassungsstörungen

Die unipolaren akuten Depressionen werden unterteilt in *depressive Episoden, Dysthymien und Anpassungsstörungen* (kurze bzw. längere depressive Reaktion). Bei den diagnostischen Kriterien nach ICD-10 wird deutlich, dass die möglichen Symptome dieser Störungen identisch sind. Diagnostische Unterschiede ergeben sich durch die Menge zeitgleich auftretender Beschwerden, die zeitliche Erstreckung dieser Symptome und durch den Zusammenhang (innerhalb 6 Monate nach Ereignis) depressiver Symptome mit einer psychosozialen Belastung (bei der Anpassungsstörung). Zur „chronischen Depression“ (wozu auch die Dysthymien gehören) wird auf das Buch von Schramm, Brakemeier und Hautzinger (in Vorb.) und bezüglich der „Anpassungsstörungen“ auf das Buch von Bengel und Hubert (2010) in dieser Reihe verwiesen.

Abgrenzung zu Trauer

Wichtig ist die Abgrenzung der *„Trauer“* von einer Depression. Trauerreaktionen können durchaus Symptome einer Depression aufweisen. Stehen depressive Symptome in engem Zusammenhang mit dem Tod einer nahe stehenden, geliebten Person, dann gilt dies als sozial erwartet und normal. Wir sprechen von einer Trauerreaktion bzw. Trauerphase und sehen darin keine Störung mit Krankheitswert. Erst wenn eine Trauerreaktion über Monate (ab 2 Monate) unverändert anhält, zu suizidalen Krisen oder gar schweren, somatischen bzw. psychotischen Symptomen führt, gilt dies als abnorm und behandlungsbedürftig. Das Buch von Znoj (2004) zum Verständnis und Hilfe bei „Komplizierter Trauer“ ist hier zu empfehlen.

Im Anhang (vgl. S. 85/86) findet sich ein Entscheidungsbaum, der nochmals diese Differenzialdiagnosen für alle affektiven Störungen zusammenfasst. Differenzialdiagnostisch wichtig ist insbesondere der Ausschluss einer durch körperliche Prozesse provozierten bzw. durch Substanzen induzierten akuten Depression. Ferner ist beim Vorliegen wahnhafter Symptome die Abgrenzung von schizophrenen bzw. schizoaffektiven Störungen wichtig.

Akute Depressionen können parallel zu, in Folge von und/oder als Vorläufer von allen psychischen Störungen auftreten und sind beim Vorliegen der entsprechenden Kriterien auch zusätzlich zu den anderen Störungen, etwa einer Zwangsstörung oder einer Alkoholabhängigkeit, zu diagnostizieren (multiple Diagnosen, Komorbidität).

1.3 Epidemiologie und Risikofaktoren

1.3.1 Prävalenz, Inzidenz und Morbiditätsrisiko

Zunahme der Häufigkeit in den letzten Jahrzehnten

Depressionen sind häufige psychische Störungen, die zudem in den letzten Jahrzehnten offensichtlich zunehmen, immer jüngere Altersgruppen erfassen und bereits eine echte „Volkskrankheit“ darstellen. Nach Schätzungen der Weltgesundheitsorganisation werden Depressionen bis zum Jahr 2020 die Krankheit sein, die neben den Herz-Kreislauf-Erkrankungen die meisten gesunden und unbeeinträchtigten Lebensjahre rauben werden. Es liegen heute eine ganze Reihe repräsentativer epidemiologischer Studien vor, die recht übereinstimmende Schätzungen der Häufigkeit und der Risikofaktoren erlauben.

Untersuchungen in Industrienationen, unter Anlegen der Kriterien operationaler Diagnostik (DSM-IV, ICD-10), kommen zu einer Punktprävalenz für depressive Störungen von 6,3 %. Die Jahresprävalenz derselben Störungen liegt bei 11,9 %. Tabelle 2 fasst den aktuellen Kenntnisstand zur Epidemiologie zusammen. Dabei liegt die Nichtbehandlungsquote bei über 60 % (Jacobi et al., 2004).

Tabelle 2: Häufigkeiten akuter Depressionen nach den Bundesgesundheitssurvey

	4-Wochen-Punktprävalenz	12-Monats-Prävalenz	Lebenszeit-Prävalenz
Depression (insgesamt)	6,3 %	11,9 %	17,1 %
Frauen	7,8 %	15,4 %	23,3 %
Männer	4,8 %	8,5 %	11,1 %

Die Inzidenzschätzungen (neue Fälle pro Jahr) für die Diagnose einer depressiven Episode liegen bei 1 bis 2 Neuerkrankungen auf 100 Personen. Die Wahrscheinlichkeit, im Laufe des Lebens eine Depression zu erleiden, liegt bei bis zu 11,1 % für Männer und bis zu 23,3 % für Frauen. Mehrere internationale Studien sowie die Hochrechnungen der WHO (2004) unterstützen diese Zahlen.

Morbiditätsrisiko für Depressionen insgesamt 17 %

1.3.2 Risikofaktoren

In Bezug auf Risikofaktoren bzw. protektive Faktoren, die Einfluss auf die Erkrankungswahrscheinlichkeit einer akuten Depression haben können, lässt sich Folgendes sagen.

Frauen erhöhtes Risiko

Geschlecht: Frauen weisen in nahezu allen (Quer- und Längsschnitt-)Untersuchungen ein doppelt so hohes Erkrankungsrisiko für Depressionen wie Männer auf. Neuere Studien, insbesondere unter Berücksichtigung jüngerer Stichproben und mehrerer Indikatoren (Punktprävalenz und Inzidenz), lassen vermuten, dass das Erkrankungsrisiko für Mädchen und junge Frauen höher ist und außerdem im Jugendalter bzw. frühen Erwachsenenalter steiler ansteigt als für Jungen und junge Männer. Frauen weisen zudem eine höhere Rückfallneigung für weitere depressive Episoden auf. Diese Geschlechtsunterschiede werden im mittleren und höheren Lebensalter geringer, bleiben jedoch erhalten.

Frühes Erwachsenenalter erhöhtes Risiko

Lebensalter: Depressionen treten in allen Lebensaltern auf. Lag in früheren Untersuchungen der Ersterkrankungsgipfel zwischen dem 30. und 40. Lebensjahr, so zeigen neuere Studien, dass sich dieser Altersgipfel vorverlagert hat, nämlich zwischen das 18. und 25. Lebensjahr (WHO, 2004). Offensichtlich gibt es zwischen Geschlecht und Lebensalter insofern einen Zusammenhang, als das Erkrankungsrisiko bei Frauen im jüngeren Alter höher ist, rascher ansteigt, früher einen Gipfel erreicht und so bis ins Alter der Geschlechtsunterschied bezüglich der Depressionsrate erhalten bleibt.

Soziale Benachteiligung, Alleinleben erhöhen das Risiko

Sozio-ökonomische Faktoren: Unter den sozialen Faktoren sind der Familienstand und das Vorhandensein bzw. Fehlen einer vertrauensvollen persönlichen Beziehung als Risiko- bzw. Protektionsfaktoren bei unipolaren Depressionen gesichert. Getrennte und geschiedene Personen und solche ohne vertraute Personen erkranken eher. Als wichtige protektive Faktoren erwiesen sich positive Sozialbeziehungen, aber auch der Wohn- und berufliche Bereich. Verheiratete Personen, Personen mit höherer Bildung und beruflicher (sicherer) Anstellung sowie ein Wohn- und Lebensraum in eher ländlich-kleinstädtischer Umgebung hatten in einer amerikanischen Studie die niedrigsten Depressionsraten.

Stressreiche, traumatische Belastungen: Belastende und traumatisierende Lebensereignisse kommen in der Vorgeschichte einer Person und im Vor-

Lebensereignisse und Traumatisierung erhöhen Risiko

feld depressiver Episoden gehäuft vor. Dies gilt für personenabhängige (Krankheiten, Misserfolge usw.), aber auch für unabhängige (nicht durch die Krankheit oder den Patienten selbst herbeigeführte) Ereignisse (z. B. Verlust, Trennung, Misshandlung). Belastende Ereignisfolgen (chronische Belastungen) in Zeiträumen, in denen keine Erholung von den früheren Belastungen eintreten kann, scheinen besonders kritisch zu sein. Stress steht in engem Zusammenhang mit der Art (Schicht, familiäres Milieu, ländlich, städtisch) und mit dem Grad der Komplexität (Industrialisierung) der Lebenswelt. Eine Studie konnte zeigen, dass sowohl in Nigeria als auch in Kanada, die Depressionsraten auf dem Land (10,1 bis 17,7 %) niedriger sind, als in der Großstadt (20,7 bis 32,7 %). In Nordamerika finden sich deutlich höhere Depressionsraten als in Afrika.

Familiäre Belastung vergrößert Erkrankungsrisiko

Familiäre Belastung: Bei Depressionen erweist sich die familiäre Belastung mit affektiven Störungen als die einflussreichste Risikovariable. Angehörige ersten Grades von Patienten mit einer manisch-depressiven Erkrankung weisen ein Erkrankungsrisiko für Depressionen von 25 %, Angehörige unipolar depressiv Erkrankter von 20 % und Angehörige gesunder Kontrollpersonen von 7 % auf.

Merke: Risikofaktoren für eine akute Depression

Frühere depressive Phasen, frühere traumatisierende Erfahrungen, weibliches Geschlecht, jüngeres Erwachsenenalter, familiäre Belastung mit affektiven Störungen, dysharmonische Partnerschaft, Mangel an sozialen Stützsystemen, untere soziale Schichtzugehörigkeit, belastende Lebensereignisse, chronische Belastungen, städtische Lebensumwelt, Industrialisierung und Modernisierung.

1.4 Verlauf und Prognose

Große Variabilität der Krankheitsverläufe

Alle Verlaufsstudien kommen zu dem Schluss, dass die Verläufe von depressiven Syndromen eine große interindividuelle Variabilität aufweisen. Angesichts dieser großen Variabilität der Krankheitsverläufe und des Fehlens eindeutiger Parameter wird von verschiedenen Fachgesellschaften folgende Einteilung in Abschnitte einer depressiven Episode (vgl. Abb. 1) vorgeschlagen: „Remission“ wird definiert als Zustand bzw. kurze Zeitstrecke der (vollständigen oder partiellen) Besserung depressiver Symptomatik; „Recovery“ (Genesung) ist eine vollständige Remission über einen längere Zeitstrecke (je nach Kriterium nach 2 bis 6 Monaten), dabei ist der Bezug die aktuelle depressive Episode; „Rückfall (Relapse)“ ist das Wiederauftreten von depressiven Symptomen während der Remission, bevor Genesung („Recovery“) erreicht und damit die aktuelle depressive Episode abgeschlossen ist; „Wiedererkrankung (Recurrence)“ ist das Auftreten einer neuen depressiven

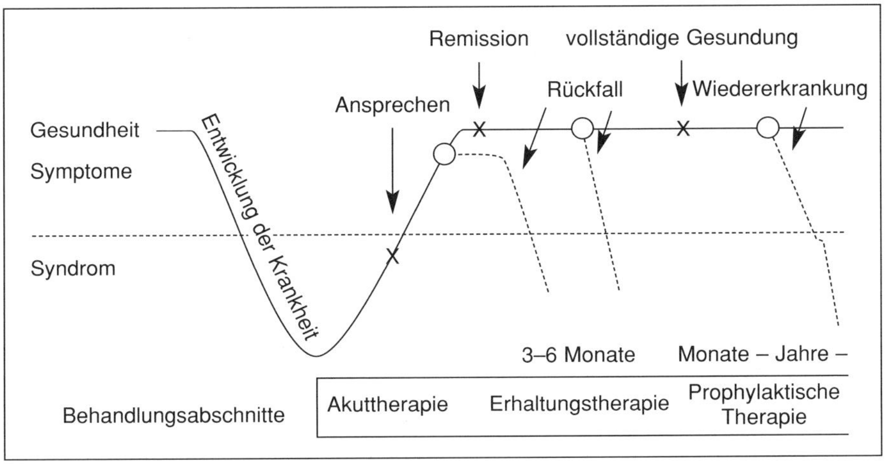

Abbildung 1: Einteilung der Phasen einer Depressiven Episode

Episode nach Recovery (vollständige Gesundung), was voraussetzt, dass die Diagnosekriterien einer akuten Depression erfüllt sind.

Akuttherapie, Erhaltungstherapie, prophylaktische Therapie

Entsprechend lassen sich therapeutische Interventionen der „Akuttherapie" (Symptomreduktion während der depressiven Episode), „Erhaltungstherapie" (bei und während der Remission zur Verhinderung von Rückfällen) und der „Prophylaktischen Therapie" (Verhinderung von Wiedererkrankungen und neuen depressiven Episoden) zuordnen.

Typische Parameter, die neben dem Ersterkrankungsalter in den vorliegenden Verlaufsstudien ausgewertet wurden, sind: Phasenanzahl, Phasendauer, Phasenintensität, Dauer und Ausmaß des beschwerdefreien Intervalls, Zykluslänge (Abstand Phasenbeginn zu Phasenbeginn) und der Zustand während einer Indexuntersuchung (Ausgang des bisherigen Verlaufs).

Uni- und bipolare Verläufe: Bereits die Trennung in uni- und bipolare Verläufe ist nicht unproblematisch, da man bei einer oder auch mehreren depressiven Episoden nicht sicher wissen kann, ob nicht noch manische Episoden folgen werden. Die Wahrscheinlichkeit, dass nach 3 unipolar verlaufenen depressiven Episoden eine manische Phase auftritt liegt zwischen 10 und 30 %. Anhand von intensiv untersuchten Patienten, die nach einer unipolaren Depression eine manische Phase entwickelten, wurden folgende Merkmale, die das Risiko dieses Diagnosewechsels erhöhen, identifiziert: Jüngeres Lebensalter, psychomotorische Retardierung, Schuldgefühle, deutliche familiäre Belastung mit affektiven Erkrankungen, in der Familie kamen bereits Manien vor.

Phasenanzahl: Bipolare Patienten haben (über 30 Jahre) typischerweise ca. 7 bis 8 Episoden, unipolare Patienten erleben ca. 4 bis 5 Episoden in dieser

Zeit. Schätzungen über den Anteil einphasiger Depressionen schwanken stark und stellen eher die Ausnahme dar.

Phasendauer 6 Monate

Phasendauer: Nach neueren Arbeiten liegt der Median der Phasendauer bei unipolar depressiven Episoden bei 5 bis 6 Monaten. Intraindividuell ist die Phasendauer bei den Patienten, bei denen keine Chronifizierung eintritt, recht stabil und damit vorhersagbar.

Zykluslänge: Die Zykluslänge (depressive Episode und depressionsfreie Phase) lag im Median bei periodisch verlaufenden unipolaren Erkrankungen bei 4,5 bis 5 Jahren. Erkrankungen im höheren Lebensalter führen meist zu abnehmenden Zeiten der Beschwerdefreiheit, d. h. die Zykluslängen werden kürzer.

Chronifizierungsrate bei 10 bis 20 %

Prognose: In Bezug auf den Ausgang bzw. die Prognose depressiver Erkrankungen kann aufgrund der sehr heterogenen und methodisch wenig vergleichbaren Befundlage nur grob geschätzt werden, dass etwa die Hälfte bis zwei Drittel der Patienten so weit gebessert werden, dass sie wieder ihre gewohnte Leistungsfähigkeit besitzen und das alte Selbst hervortritt, oft einzelne Beschwerden dennoch weiterbestehen. Entscheidend für die Beurteilung der Heilungs- und Besserungschancen ist die Länge der Katamnese. Eine Phase ohne Rückfälle von zumindest 5 Jahren fand sich bei 42 % der unipolaren Patienten. Übereinstimmend wird für etwa 10 bis 20 % der unipolaren Depressionen eine Chronifizierung (Minimaldauer der Beschwerden von 2 Jahren) gefunden. Diese Rate scheint für ältere Personen höher zu sein und auch mit einsetzenden bzw. parallel bestehenden körperlichen Erkrankungen zu korrelieren. Spätremissionen auch bei langen Phasen und solchen in hohem Lebensalter wurden wiederholt gefunden.

Die Remissionsverläufe bipolarer und unipolarer affektiver Erkrankungen sowie von depressiven Syndromen in der Bevölkerung zeigen, dass innerhalb eines Zeitraumes von 6 Monaten etwa 50 % aller Erkrankungen wieder abgeklungen sind. Ein Jahr nach Erkrankungsbeginn sind 2/3 der Depressionen remittiert (vgl. Abb. 2).

Suizidrisiko bei 15 %

Der Ausgang Suizid wird bei Depressionen auf etwa 15 % geschätzt, liegt also beträchtlich höher als in der Normalbevölkerung und konnte auch durch moderne Behandlungsformen nicht gesenkt werden.

Erhöhte Mortalität wegen körperlicher Störungen

Darüber hinaus besteht auch eine gegenüber Nichtdepressiven erhöhte Mortalität wegen körperlichen Störungen, besonders parallel zu Altersdepressionen. Mehreren prospektiven epidemiologischen Arbeiten zufolge ist das Risiko Depressiver über einen Zeitraum von 5 Jahren folgende Erkrankungen zu erleiden mindestens um den Faktor 2 erhöht: Arteriosklerotische Herzerkrankungen, vaskuläre Läsionen des Zentralennervensystems, Asthma bronchiale, Heuschnupfen (Allergien), Ulcus pepticum, Diabetes mellitus, Infektionserkrankungen, demenzielle Erkrankungen. Eine Schwächung des Immunsystems wurde auch für Trauernde nachgewiesen und könnte die

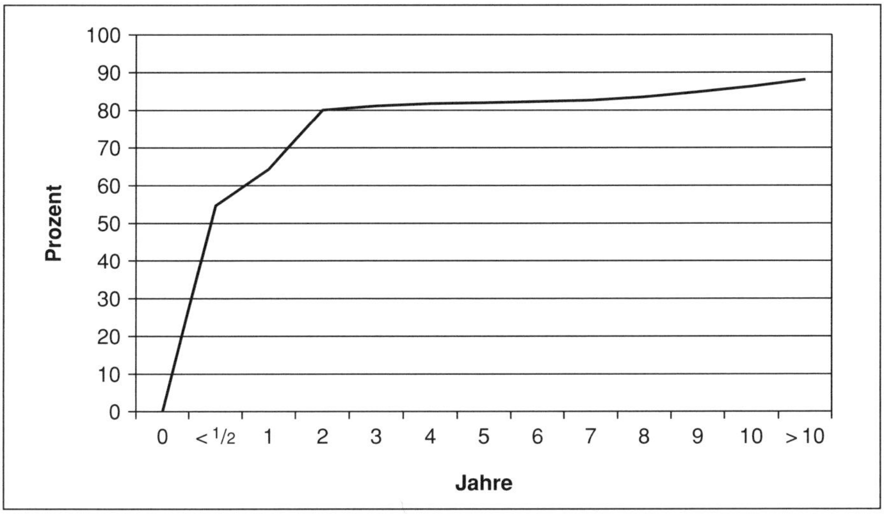

Abbildung 2: Symptomverläufe (% Remission) akuter Depressionen über die Zeit (in Jahren) (nach Boland & Keller, 2002)

Assoziation depressiver und körperlicher (psychosomatischer) Erkrankungen erklären.

Ungünstige Prognosefaktoren: Junges Erwachsenenalter, weibliches Geschlecht, frühere depressive Episoden

Prognosefaktoren: Die beste Prognose für den Einzelfall ergibt sich aus dem anamnestisch bekannten Erkrankungsverlauf der betreffenden Person. In einer prospektiven Studie an einer Bevölkerungsstichprobe wurden folgende Variablen, die das Risiko determinieren, in dem Untersuchungszeitraum eine Major Depression zu entwickeln, identifiziert: Junges Erwachsenenalter, weibliches Geschlecht sowie das Vorliegen früherer depressiver Episoden. Die Wahrscheinlichkeit, nach einer Remission erneut eine depressive Episode zu erleiden, wird durch die Anzahl früherer depressiver Phasen, weibliches Geschlecht sowie die residuale depressive Symptomatik bestimmt. Eine Person, die bereits drei depressive Episoden durchlebt hat, trägt ein Risiko von ca. 90 % auf eine vierte depressive Episode.

Merke:

Es ist angesichts der interindividuellen Verlaufsvariabilität schwierig abzuschätzen, inwieweit eine *Behandlung* einen prophylaktischen, den Verlauf beeinflussenden Effekt hat. Nimmt man die Katamneseergebnisse der Antidepressivastudien als Standard, so erscheinen psychologische Behandlungen, insbesondere kognitiv-verhaltenstherapeutische Verfahren, die Zeiten der Remission gegenüber medikamentös Behandelten zu verlängern (vgl. de Jong-Meyer et al., 2007), also einen günstigen Einfluss auf die Zykluslänge zu nehmen.

1.5 Komorbidität

Hohe Rate an Komorbidität

Depressionen weisen eine hohe Rate an Komorbidität auf. Überlappungen bzw. gleichzeitiges Vorkommen von Depressionen mit Angststörungen (Phobien, Sozialen Ängsten, Panikstörung, Generalisierter Angststörung), Zwängen, Posttraumatischen Belastungsstörungen, Essstörungen, Substanzmissbrauch, Substanzabhängigkeiten, Schlafstörungen, Sexuellen Störungen, Somatoformen Störungen, Psychophysiologischen Störungen, doch auch mit schizophrenen Störungen, hirnorganischen Störungen, zerebralem Abbau sowie verschiedenen Persönlichkeitsstörungen sind häufig. Bei Depressionen fand sich in einer epidemiologischen Studie bei 77 % der Fälle zumindest eine weitere Diagnose. Die häufigsten waren Angststörungen (etwa die Hälfte), substanzinduzierte Abhängigkeiten (etwa ein Drittel) sowie somatoforme Störungen (etwa ein Drittel). Die Frage, ob bei diesen komorbid vorkommenden Störungen die Depression primär oder erst in der Folge der anderen Erkrankungen auftritt, ist in der Regel kaum zuverlässig zu beantworten.

1.6 Diagnostische Verfahren und Dokumentationshilfen

Reliable und objektive Messinstrumente verfügbar

Zur Störungsdiagnostik, zur Beurteilung des Schweregrads der Störung, zur Dokumentation des Verlaufs bzw. der Veränderungen und zur Diagnostik assoziierter Merkmale stehen zahlreiche, reliable und objektive Messinstrumente, strukturierte bzw. standardisierte Interviews, psychologische Tests,

Tabelle 3: Auswahl von Instrumenten im Rahmen der Depressionsdiagnostik (genauere Literaturangaben und weitere Instrumente finden sich bei Hautzinger & Meyer, 2002)

Interviewverfahren		– Strukturiertes Klinisches Interview für DSM-IV (SKID I und SKID II) – Diagnostisches Interview bei Psychischen Störungen (DIPS) – Diagnostisches Expertensystem für psychische Störungen (DIA-X) – Internationale Diagnosen Checkliste für ICD-10 (IDCL)
Allgemeine Verfahren	Fremdbeurteilung	– Hamilton Depressions-Ratingscale (HDRS) – Inventar Depressiver Symptome (QIDS)
	Selbstbeurteilung	– Beck Depressionsinventar (BDI II) – Allgemeine Depressionsskala (ADS) – Symptomcheckliste (SCL-90-R)

Tabelle 3: Auswahl von Instrumenten im Rahmen der Depressionsdiagnostik (genauere Literaturangaben und weitere Instrumente finden sich bei Hautzinger & Meyer, 2002) (Fortsetzung)

Spezielle Verfahren	Kognitive Ebene	– Skala dysfunktionaler Einstellungen (DAS) – Attributionssfragebogen (ASQ) – Fragebogen zur Kontrollüberzeugung (IPC)
	Motivationale Ebene	– Hoffnungslosigkeitsskala (HS)
	Emotionale Ebene	– Befindlichkeits-Skala (Bf-S) – Eigenschaftswörterliste (EWL)
	Motorische Ebene	– Tages-/Wochenplan – Verhaltensprobe – Schrittzähler – Aktograph – verbale Flüssigkeit
	Interaktionale Ebene	– Problemliste (PL) – Partnerschaftsfragebogen (PFB) – Verhaltensbeobachtung
	Somatische Ebene	– Beschwerden-Liste (B-L) – Elektromyogramm (EMG) – Elektroenzephalogramm (EEG) – Magnetressonanztomographie (MRT) – Cortisol

Fragebögen und Skalen, Selbst- und Fremdbeurteilungsbögen zur Verfügung (vgl. Hautzinger & Meyer, 2002). Daneben gibt es Problemanalyse-Schemata, Zielskalierungen, Beobachtungsprotokolle und Materialien, die für therapeutische Zwecke entwickelt wurden, die sich jedoch auch als Dokumentationshilfen eignen. Tabelle 3 gibt eine Übersicht über häufig im Rahmen der Depressionsbehandlung eingesetzte diagnostische Verfahren.

1.6.1 Interviews und Diagnose-Checklisten

Einsatz des SKID bzw. DIPS oder der IDCL zu fordern

In den letzten Jahren wurden halbstandardisierte und standardisierte Interviews entwickelt, die es erlauben, objektiv und reliabel festzustellen, ob die in den Diagnosesystemen definierten Symptome vorhanden sind, um so zu einer Diagnosestellung entsprechend dem DSM-IV bzw. ICD-10 zu kommen. Bekannte und gebräuchliche Interviews sind: Standardisiertes Klinisches Interview für DSM-IV (SKID), Diagnostisches Interview bei Psychischen Störungen (DIPS), Composite International Diagnostic Interview (CIDI), Diagnostisches Interview (DIA-X). Für die Klinik und die klinische Praxis sind SKID bzw. DIPS gut geeignet, da dem Kliniker bei dem Interview ein gewisser Gestaltungs- und Befragungsspielraum verbleibt.

Eine vereinfachte, doch methodisch auch weniger anspruchsvolle Möglichkeit bieten „Diagnose-Checklisten" (IDCL), wie sie für das ICD-10 von der WHO vorgelegt wurden. Dabei ist ein Kliniker in wenig festliegender Form angehalten, bezüglich depressiver Störungen Fragen (vgl. Karte „Interview zur Diagnose einer akuten Depression" im Anhang des Buches) zu beantworten, um dann anhand der Checklisten eine Diagnose im Sinne einer depressiven Episode, einer Dysthymia, einer nicht näher spezifizierten Depression oder einer depressiven Anpassungsstörung zu vergeben.

Beurteilung von Suizidalität

Die Abschätzung von *Suizidalität* ist bei Depressionen ein häufiges und ständiges Thema. Es sollte immer und falls nötig in jeder Sitzung direkt angesprochen werden. Zur Abschätzung des Suizidrisikos sollten die Risikofaktoren, wie z. B. ständige Suizidideen, Hoffnungslosigkeit, soziale Entwurzelung und Suizidversuche in der Vorgeschichte (vgl. Karte „Indikatoren für akute Suizidalität" im Anhang des Buches), bekannt sein und beurteilt werden. Bei akuter Suizidalität sind entsprechende Maßnahmen, wie z. B. stationäre Unterbringung, antidepressive Medikation (Dosissteigerung, Ergänzungen), häufige (u. U. tägliche bzw. mehrmals tägliche) Kontakte (persönlich, telefonisch, elektronisch), angezeigt (siehe Kap. 4.6).

1.6.2 Selbst- und Fremdbeurteilungsbögen

Eine Reihe gut validierter Selbst- und Fremdbeobachtungsskalen erlauben die Bestimmung des Schweregrades der Depressivität, der Messung von Veränderungen während der Behandlung und von Schwankungen der Befindlichkeit und depressiver Beschwerden (z. B. Beck-Depressions-Inventar, Allgemeine Depressionsskala; Hamilton-Depression-Ratingscale, Inventar Depressiver Symptome). Es gibt darüber hinaus für alle in der Tabelle 3 aufgeführten Symptombereiche Messinstrumente.

Erfolgsbeurteilung durch BDI und HDRS

Erfolgsbeurteilung: Die international gebräuchlichsten Skalen zur Messung der Schwere einer Depression sind das Beck-Depressions-Inventar (BDI II – Hautzinger, Keller & Kühner, 2006) und die Hamilton-Depression-Ratingskala (HDRS – Hautzinger, 2002). Beide Instrumente werden sinnvollerweise vor Beginn und am Ende einer Behandlung zur vergleichenden Einschätzung eingesetzt.

Im BDI 2 und in der HDRS sind Werte unter 10 Punkten als klinisch unauffällig zu beurteilen, während Werte ab 18 Punkte klinisch bedeutsam sind. Der Zwischenbereich (10 bis 18 Punkte) stellt einen Übergangsbereich dar, der auf depressive Beeinträchtigungen leichteren bzw. mittleren Ausmaßes hindeutet. Die Mehrzahl depressiver Patienten erzielen vor einer Behandlung BDI-Werte zwischen 20 und 40 Punkten. Am Ende einer erfolgreichen Behandlung (Remission) sollten BDI-Werte von (deutlich) unter 10 Punkten erzielt werden.

Verlaufsbeurteilung: Dafür haben sich die Allgemeine Depressionsskala (ADS, Hautzinger, Hofmeister & Keller, 2010) als Selbstbeurteilungsinstrument und das Inventar Depressiver Symptome (QIDS – Rush et al., 2003) als Fremdbeurteilungsinstrument bewährt. Beide Verfahren lassen sich gut wöchentlich oder monatlich während einer Behandlungsphase, doch auch bei größeren zeitlichen Abständen zur Verlaufsbeurteilung einsetzen. Insbesondere die ADS ist ein gut akzeptiertes, rasch beantwortetes Maß für die Schwere der depressiven Symptomatik, das sogar in einer auf 15 Items verkürzten Version vorliegt und problemlos über viele Wochen bei allen Altersgruppen anwendbar ist.

Verlaufsbeurteilung mittels ADS und QIDS

Die ADS kann auch als Screening-Instrument für mögliche depressive Störungen verwendet werden. Der depressive Wertebereich der ADS beginnt bei 18 Punkten. Gesunde Personen erzielen Werte bis maximal 12 Punkte.

Das QIDS (vgl. Anhang, S. 87–90) ist an den ICD-10- bzw. DSM-IV-Symptomen einer akuten Depression orientiert und kann sogar als Leitfaden bei der Diagnosestellung herangezogen werden. Als Fremdbeurteilungsmaß sind Werte ab 10 Punkten klinisch auffällig, wobei depressive Patienten meist Werte über 15 Punkten erzielen. Der unauffällige Wertebereich reicht bis zu 6 Punkten. Durch die zunehmende Verbreitung (z. B. in mehreren multizentrischen Studien), ersetzt das QIDS zunehmend die HDRS als Fremdbeurteilungsmaß der Schwere einer Depression.

Kindesalter: Für Kinder und Jugendliche (bis 16 Jahre) sind zwei Selbstbeurteilungsinstrumente zur Beurteilung der Schwere einer depressiven Symptomatik oder als Screening-Instrument entwickelt worden. Zum einen handelt es sich um eine Adaptation des BDI, das „Children Depression Inventory (CDI)", das im deutschen Sprachraum als „Depressionsinventar für Kinder und Jugendliche (DIKJ)" verfügbar ist. Zum anderen gibt es den „Depressionstest für Kinder (DTK)", der sprachlich und formal günstig gestaltet ist, von den jungen Patienten gut angenommen wird, für den Erfahrungen ab dem 8. Lebensjahr existieren sowie Vergleichswerte verschiedener Stichproben vorliegen.

Depressionstest für Kinder verfügbar

Höheres Lebensalter: Problemlos lassen sich BDI 2, ADS und QIDS auch bei Patienten im höheren Lebensalter anwenden. Speziell für ältere Patienten wurde zudem die „Geriatrische Depressionsskala (GDS)" entwickelt.

1.6.3 Problemanalyse

Für die Planung einer Psychotherapie bei Depressionen ist eine hypothesenorientierte Problemanalyse jenseits der Diagnose eines depressiven Syndroms bzw. der psychometrischen Evaluation ein wichtiger und behandlungsrelevanter Zugang zur Erkrankung eines Patienten. Für die Entscheidung, ob und wenn ja, welche psychologischen Interventionen sinnvoll

Problemanalyse eine wichtige, behandlungsbezogene Diagnostik

sind, ist ein verhaltens- und problemanalytisches Herangehen notwendig. Damit werden funktionale Bedingungsgefüge herausgearbeitet, die eine Therapiezielbestimmung und Behandlungsplanung erlauben.

> **Merke:**
> Psychotherapie bei Depressionen erfordert eine hypothesenorientierte Problemanalyse jenseits der (kategorialen) Diagnose einer akuten Depression bzw. der psychometrischen Evaluation. Die Indikation zur und zu welcher psychologischen Intervention, gelingt nur auf der Grundlage des verhaltens- und problemanalytischen Herangehens.

Die Informationserhebung richtet sich auf zumindest fünf Problembereiche:

- Analyse des aktuellen Verhaltens und von Handlungabläufen, der Tages- und Wochenstruktur, Belastungen und Entlastungen, Verhaltensexzesse, Verhaltensdefizite, des angemessenen bzw. unproblematischen Verhaltens und der Ressourcen.
- Analyse problematischer (Alltags-)Situationen auf horizontaler und vertikaler Ebene.
- Motivationsanalyse einschließlich persönlicher Erklärungskonzepte und Hilfserwartungen.
- Analyse bisheriger Selbstmanagementversuche einschließlich bisheriger Behandlungs- und Bewältigungsversuche.
- Analyse der sozialen, familiären, partnerschaftlichen, doch auch kulturellen und physikalischen Umwelt- und Rahmenbedingungen sowie der möglichen Funktionalität depressiven Verhaltens.

Zentrale Problembereiche („Schlüsselprobleme") herausarbeiten, hierarchisieren

Aufgabe dieser Analyse ist es, zentrale Problembereiche („Schlüsselprobleme") und deren Bedingungsgefüge herauszuarbeiten, zu hierarchisieren und einer Ziel- bzw. Therapieplanung zuzuführen. Leitgedanken einer Psychotherapie affektiver Störungen ist nicht „die Depression" zu behandeln, sondern Probleme, die depressive Patienten haben, zu erkennen, zu analysieren, Ziele zu formulieren, Alternativen zu erarbeiten und die Probleme in Kooperation mit dem Patienten schließlich einer Lösung zuzuführen. Die Überwindung von Defiziten, die Ressourcenorientierung, die Bewältigung zentraler Problembereiche entlastet, schafft Struktur, baut Hoffnung auf, aktiviert und macht zugänglich für weitere Veränderungen. Psychotherapie bewirkt über diese problembewältigenden Mechanismen die gut belegten antidepressiven Effekte.

Zielerreichungsskalierung

Zielerreichung skalieren

Zur Präzisierung angestrebter Veränderungen ist eine Zielerreichungsskalierung (vgl. Vorlage im Anhang, S. 91) hilfreich. Dabei werden die Ziele für verschiedene Bereiche in Teilziele zerlegt, einer realistischen Zeitvorgabe für die Zielerreichung unterworfen, das therapeutische Vorgehen konkretisiert und verständlich gemacht sowie die Therapiemotivation erhöht. Durch diese Zielerreichungsskalierung kann auf sehr individueller Ebene außerdem der Therapiefortschritt dokumentiert und evaluiert werden.

1.6.4 Fallbeispiel

Für eine Patientin, die nach einem Suizidversuch im Rahmen einer akuten Depression (Diagnose: F32, schwer; BDI 36 Punkte; HDRS 29 Punkte) untersucht wurde, ergab sich, dass die depressive Verstimmung, die Antriebslosigkeit, die vegetativen Beschwerden und die Perspektivlosigkeit (Hoffnungslosigkeit) auf dem Hintergrund dysfunktionaler Kognitionen, der Verarmung des sozialen Umfelds und der Entwurzelung aus dem sozialen und kulturellen Umfeld verstehbar wurde und sich beispielhaft auf der horizontalen (vgl. Abb. 3) bzw. der vertikalen (Abb. 4) Ebene darstellen ließ.

Bedingungshypothesen: Der depressiv-hoffnungslose Zustand dieser Patientin ließ sich gut durch die Hypothesen des Verstärkerverlusts (siehe Kap. 2.3) und der negativen automatischen Gedanken bzw. ungünstiger Attributionsmuster und dysfunktionaler Überzeugungen (siehe Kap. 2.4

Stimulus	Hintergrund Variable	Problemverhalten	Konsequenzen
S extern z. B. sieht ein Paar **S intern** Gedanke: „Wie schön wäre es, mit G....“	vegetative Labilität durch mangelnden Schlaf und mangelhafte Ernährung	**R kogn.:** „Ich weiß nicht, wie ich ohne ihn leben soll“. „Ich kann niemandem mehr trauen“. „Ich kann nicht weiterleben“ etc. **R phys.:** Herzklopfen, Zittern **R emot.:** Angst, Verzweiflung, Traurigkeit **R mot.:** raucht eine Zigarette nach der anderen	**C–** (kurz) isst nicht und schläft nicht **C–** (kurz) Verstärkerverlust durch soziale Isolation und Mangel an Aktivitäten **C+** (kurz) Zuwendung durch besorgte Ärzte und Pflegepersonal **C+̸** (kurz) Ablenkung Aufmerksamkeitsumzentrierung weg von der Trennung auf den eigenen (körperlichen) Zustand **C–** (lang) Der Verlust wird nicht verarbeitet **C–** (lang) permanente Angespanntheit **C–** (lang) Vermeidung

Abbildung 3: Horizontale Problemanalyse (Verhalten in Situationen)

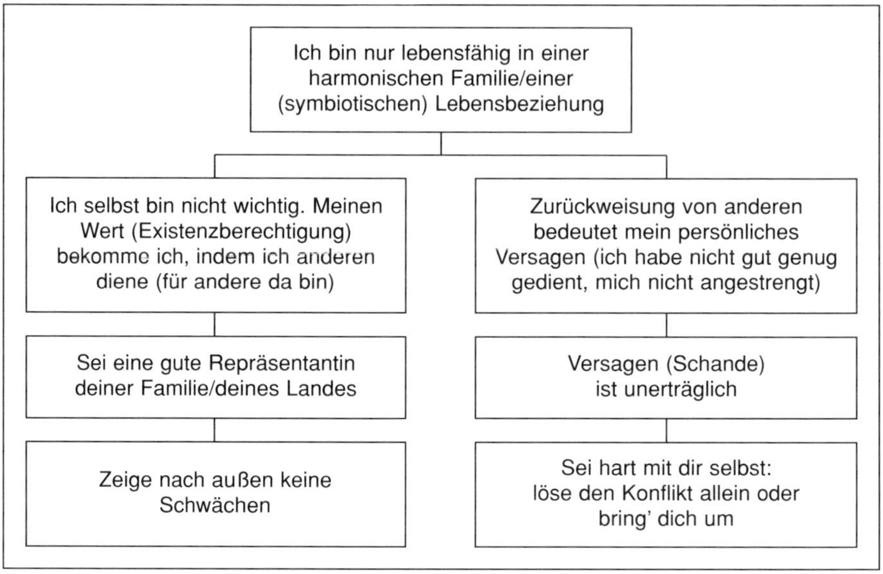

Abbildung 4: Vertikale Problemanalyse (Plananalyse)

und 2.5) erklären. Defizite bei den Problemlösefertigkeiten und interpersonellen Ressourcen spielten keine Rolle. Problematisch wurde es immer dann, wenn es um enge, intime Sozialbeziehungen ging, denn da wirkten ihre Überzeugungen, Annahmen, Werthaltungen blockierend (vgl. Abb. 4), weniger ihre Unfähigkeit auf der Verhaltensebene.

Zielklärung: Therapieziele waren zunächst die Entlastung und Bewältigung der akuten depressiven Symptomatik, eine bessere Tagesstrukturierung und der Aufbau positiv verstärkender Aktivitäten. Danach die Bearbeitung der Schuld- und Schandekognitionen in Bezug auf das eigene Verhalten und bezüglich der Familie, Wiederannäherung an ihre Familie, das Erlernen eines positiveren Umgangs mit sich selbst, Erkennen von Stärken, Zulassen-Können von Schwächen und Fehlern, die Stärkung der Selbstständigkeit und Unabhängigkeit und der Aufbau von Sozialkontakten. Weiterhin die Gestaltung des Alltags unter den Bedingungen des Alleinlebens, der Wiedereinstieg in den Arbeitsprozess sowie die Bewältigung der Fragen von Vorgesetzten und Kollegen. In der Endphase dann die Bearbeitung der interpersonellen Abhängigkeit (symbiotische Tendenzen, Selbstaufgabe), insbesondere bei engen Beziehungen sowie schließlich die Erarbeitung alternativer Denk- und Handlungsweisen.

Therapieplanung: Der Behandlungsplan sah die Verwendung von Tagesprotokollen, Aktivitätsplanungen, eine Liste angenehmer Aktivitäten, die Selbstbeobachtung von Befinden und Aktivitäten, den Aufbau (neuer) sozialer Kontakte, Rollenspiele zum (abgrenzenden) Umgang mit der eigenen Familie und engen Sozialpartnern, ein Tagesprotokoll negativer Gedanken, die Bearbeitung negativer Kognitionen mittels sokratischer Gesprächsführung, die Evidenzüberprüfung von Überzeugungen sowie das Alternativenfinden und Realitätstesten (siehe Kap. 4.5) vor.

2 Störungswissen und Erklärungsmodelle

Multifaktorielle Störungstheorien gewinnen zunehmend an Bedeutung

Entstehungshypothesen depressiver Störungen lassen sich vereinfacht biologischen und psychologischen Modellvorstellungen zuordnen. Keiner dieser Erklärungsansätze kann für sich in Anspruch nehmen, überzeugend kausale Aussagen zu treffen. Es ist angesichts der Heterogenität der affektiven Syndrome vermutlich auch unwahrscheinlich, dass ein Faktor allein für die Entstehung einer akuten Depression verantwortlich ist. Die Klärung der Frage, welche Faktoren unter welchen Randbedingungen bei welcher Form affektiver Störungen zu welchem Anteil ursächlich wirkt, ist Gegenstand ungebrochener Forschungsaktivitäten, wenngleich in zunehmenden Maße integrative bzw. multifaktorielle Störungstheorien an Bedeutung gewinnen und damit Grundlage für eine fruchtbare Kooperation liefern.

Im Folgenden sollen zunächst verschiedene Erklärungsmodelle, die für die Klinik und die Behandlung akuter Depressionen relevant sind, dargestellt werden. Damit sollen dem Praktiker Hilfen gegeben werden, wie die Störung eines individuellen Patienten „zu erklären" ist und nach welchen „Entstehungs-, Aufrechterhaltungsfaktoren" (funktionales Bedingungsgefüge) im Einzelfall zu suchen ist. Dabei stellen die Erklärungsmodelle unterschiedliche, zum Teil sich widersprechende, in der Regel jedoch sich ergänzende Blickwinkel hinsichtlich einer depressiven Störung eines Patienten dar, woraus sich Perspektiven für die Problemanalyse und vor allem für die Behandlung ergeben (siehe ausführlichere Darstellungen zu den verschiedenen Erklärungskonzepten bei Hautzinger, 2006; Gotlib & Hammen, 2002).

2.1 Lebensereignisse und soziale Einflussfaktoren

Zahlreiche Befunde zum Einfluss von Lebensereignissen und sozialen Belastungen auf depressive Störungen zeigen übereinstimmend, dass vor Ausbruch einer Depression gehäuft negative Ereignisse oder/und belastende chronische Schwierigkeiten nachweisbar sind. Bemühungen, diesen ätiologisch relevanten Effekt zu quantifizieren, haben zu verschiedenen Vorschlägen geführt. Einige Autoren haben relative Risikoerhöhungen in den Monaten nach einem kritischen Ereignis berechnet und fanden, dass während eines halben Jahres nach einem stressreichen Ereignis das Depressionsrisiko sechsfach erhöht ist.

Eine prospektive Untersuchung an einer Bevölkerungsstichprobe ging der Frage nach, welche Rolle Lebensereignisse bei der Entwicklung depressiver Störungen spielen. Sowohl die Gesamtmenge an Lebensereignissen als auch die Anzahl unabhängiger kritischer Ereignisse zeigten eine enge kausale Beziehung zum Depressionsbeginn. Vor allem im Monat vor dem Krankheitsausbruch war bei den Depressiven, im Vergleich zu einer Kontrollgruppe, eine um das dreifache erhöhte Rate negativer Lebensereignisse und Alltagsbelastungen nachzuweisen.

Enge kausale Beziehung zum Depressionsbeginn bei Anfälligkeit (Vulnerabilität) für Depression

Es ist anzunehmen, dass Lebensereignisse als „auslösende Faktoren" eine akute depressive Episode anstoßen können. Voraussetzung dafür ist eine Anfälligkeit (Verletzlichkeit bzw. Vulnerabilität) für Depression. Die auslösenden oder provozierenden Faktoren bestimmen, wann eine Depression auftritt, die Vulnerabilitätsfaktoren bestimmen, ob diese Ereignisse depressive Wirkung entfalten können. Es ist denkbar, dass zusätzlich symtomformende Faktoren die Schwere und den Ausprägungsgrad einer Depression determinieren. Neben aversiven Lebensereignissen sind vor allem chronische Lebensschwierigkeiten und ungünstige soziale Lebensbedingungen, speziell die Zugehörigkeit zur sozial benachteiligten Schicht, immer wieder bestätigt worden.

Als depressogene Vulnerabilitätsfaktoren wurden gefunden: Zugehörigkeit zur unteren sozialen Schicht, Komplexität und Reizfülle der Umwelt (Industrialisierung), weibliches Geschlecht, Mangel an einer intimen, emotional positiven und unterstützenden Sozialbeziehung, mehrere kleine Kinder im Haushalt, Ressourcen- und Fertigkeitendefizite, Verlust der Mutter durch Tod in der eigenen Kindheit, keine Berufstätigkeit, geringes Selbstwertgefühl. Als wichtigste Größe unter diesen Vulnerabilitätsfaktoren wird die Zugehörigkeit zum weiblichen Geschlecht und die mangelnde unterstützende Sozialbeziehung (Partnerschaft) angesehen, während niedriges Selbstwertgefühl eher als Folge der ungünstigen Vulnerabilitätsfaktoren anzusehen ist, was dann jedoch die Bewältigung aversiver Lebensereignisse erschwert.

Symptomformende und moderierende Einflüsse

Symptomformende Faktoren sind die Art des frühen Verlusterlebnisses (Verlust eines Elternteils durch Tod hat viel gravierendere Auswirkungen), das Lebensalter bei der Traumatisierung (je früher desto ungünstiger) und die Anzahl früherer depressiver Episoden.

Als Mechanismen zum Verständnis des Einflusses von Stress auf den Organismus werden diskutiert:
- fehlende Bewältigungs- und Regulationsfertigkeiten,
- erhöhte Sensitivität des vegetativen Nervenssystem,

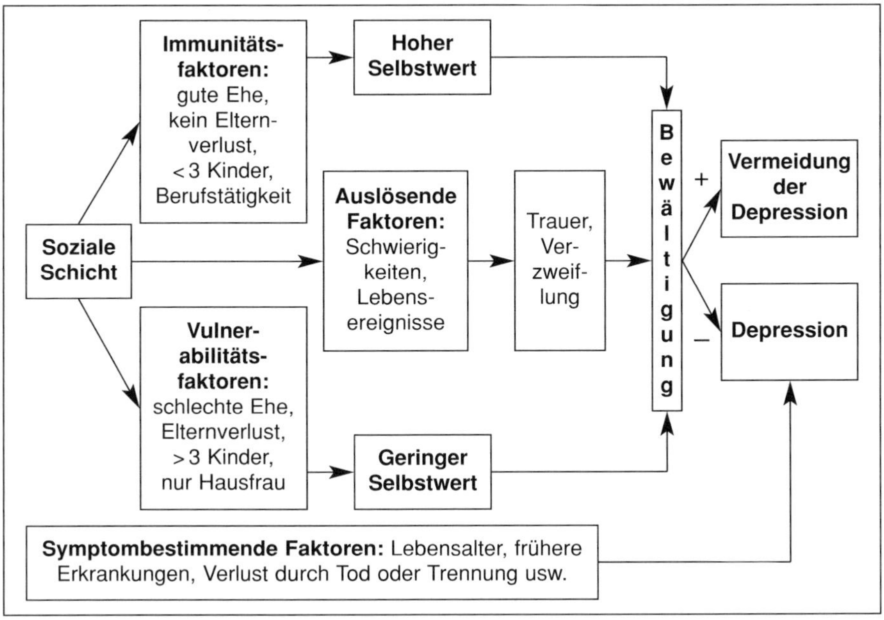

Abbildung 5: Zusammenhang von aversiven Lebensbedingungen, belastenden Lebensereignissen sowie Einflussfaktoren des Gelingens bzw. Misslingens der Bewältigung (nach Brown & Harris, 1978)

- starke Reagibilität des endokrinen Systems,
- genetisch bedingte Anfälligkeit,
- Störungen der Emotionsregulation,
- Persönlichkeitsfaktoren und dysfunktionale Verarbeitungsmuster.

Es gilt jedoch zu bedenken, dass ca. ein Viertel der depressiven Patienten ohne auslösendes Lebensereignis klinisch auffällig werden. Dies erfordert die zusätzliche Annahme einer „Empfänglichkeit" (Susceptibility), worunter sich die latente (biologisch determinierte) Bereitschaft einer Person ausdrückt, aufgrund eines minimalen Anstoßes bzw. von internen Veränderungen eine Depression zu entwickeln.

Ein Viertel der depressiven Patienten werden ohne auslösendes Lebensereignis klinisch auffällig

2.2 Aspekte der Persönlichkeit

In einer Längsschnittstudie an tausenden jungen Erwachsenen fand sich über den insgesamt 12-jährigen Untersuchungszeitraum, dass die später an einer Depression erkrankten Personen prämorbid emotional impulsiver (aggressiver) und labiler (ängstlicher, neurotischer) waren. Bei 30- bis 40-Jährigen, die über 6 Jahre untersucht wurden, zeigte sich, dass erhöhte Neurotizismuswerte, emotionale Instabilität und interpersonelle Abhängigkeit für das Auftreten depressiver Störungen einen hohen und zuverlässigen Vorhersagewert hatten.

Bereits die Charakterisierung von 3-jährigen Kindern als sozial zurückhaltend, gehemmt, scheu, leicht verunsichert erlaubte die Vorsage der Entwicklung einer Depression bis zum 21. Lebensjahr. Dabei waren diese Persönlichkeitszüge spezifisch für Depression und nicht relevant für Angststörungen oder Substanzmissbrauch.

Interpersonelle Dependenz, Soziotropie, Anarkastischer Perfektionismus, Neurotizismus

Soziale Abhängigkeit, auch als Interpersonelle Dependenz bezeichnet, gilt neben den Aspekten des anankastischen Perfektionismus und Neurotizismus als zentrales Persönlichkeitsmerkmal für Depression. Interpersonelle Dependenz meint ein starkes Bedürfnis nach Verstandenwerden, nach emotionaler Unterstützung und Hilfe durch andere, ebenso das Aufsuchen von engen Bindungen und Intimität sowie erhöhte Angst vor Zurückweisung, Trennung und Verlust im zwischenmenschlichen Bereich.

Bei Untersuchungen an ehemals depressiven Patienten und klinisch unauffälligen Personen konnte gezeigt werden, dass bei den remittierten depressiven Personen die Persönlichkeitsvariablen Introversion, emotionale Labilität (Neurotizismus), Lageorientierung und Pessimismus depressive und ängstliche Symptome sowie kognitive Parameter (Attributtionsstil) direkt beeinflussen.

Meist wird der „soziotropen“ Depressionspersönlichkeit ein anderes, zweites Persönlichkeitsmuster gegenübergestellt: Autonomie, Unabhängigkeit, Leistungsstreben und Kontrollbedürfnis. Diese „autonomen“ Personen fühlen sich dann bedroht, wenn im Leistungsbereich Misserfolge oder Nichtzielerreichung eintreten. Nichtkontrolle und Misserfolge führen bei ihnen zunächst zu Reaktanz und Aggression, schlagen dann jedoch in Resignation und Depression um.

2.3 Mangel an positiver Verstärkung und negative Interaktionen

Verstärkerverlust und Löschungsbedingungen

Es ist unmittelbar einsichtig, dass der Verlust von zentralen, einer Person wichtigen Verstärkern (z. B. geliebte Personen, Tätigkeiten usw.) auf das Gemüt drückt und die Stimmung verschlechtert. Diese Beobachtung führte zu der „Verstärkerverlust-Hypothese“ akuter Depression. Zahlreiche Studien konnten inzwischen belegen, dass eine geringe Rate positiver Verstärkung depressionsauslösend wirkt. Dieser Verstärkerverlust-Hypothese nach kann man akut Depressive als Menschen sehen, die sich unter „Löschungsbedingungen“ befinden (vgl. dazu das Fallbeispiel unter Kap. 1.6.4).

Die Menge an positiver Verstärkung hängt von drei Einflussgrößen ab: (a) Von der Anzahl der potenziell verstärkenden Ereignisse (hier spielt die persönliche Geschichte, die sozialen Rahmenbedingungen, das Alter, das Geschlecht usw. eine Rolle), (b) von der Menge der zu einem bestimmten Zeitpunkt unter definierten Bedingungen verfügbaren bzw. erreichbaren Verstärkern, (c) vom instrumentellen Verhaltensrepertoire (Kompetenz) einer Person, um sich so verhalten zu können, dass Verstärkung erfolgt bzw. zugänglich wird (vgl. Abb. 6).

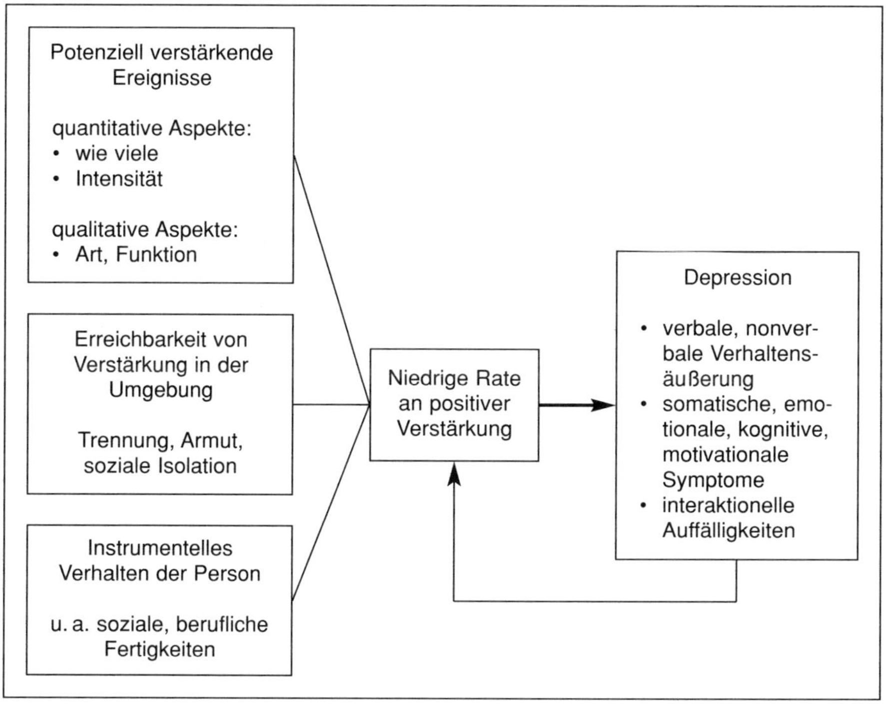

Abbildung 6: Verstärkerverlust-Modell der Depression

Das auf diese Weise entstehende depressive Verhalten wird zumindest kurzfristig durch soziale Zuwendung aufrechterhalten und gestärkt. Dieser kurzfristigen positiven Wirkung (im Sinne einer negativen Verstärkung durch Wegfall unangenehmer Bedingungen) steht jedoch die längerfristig aversive Erfahrung der durch das depressive Verhalten belasteten Sozialbeziehungen der weiteren Reduktion positiver Verstärkung gegenüber. Depressives Verhalten wirkt bei wiederholter Erfahrung aversiv und lässt Sozialpartner sich zurückziehen und den Kontakt zum Depressiven meiden. Damit tragen die Depressiven selbst dazu bei, dass das Ausmaß an positiver Verstärkung abnimmt.

Mangel an alternativen interaktionellen Verhaltensweisen

In Ermangelung alternativer interaktioneller Verhaltensweisen greift der Depressive meist weiterhin zu seinen appellativen, depressiven Mustern, was nur zur Verschlimmerung der Bedingungen beiträgt und die oft beobachtete Feindseligkeit und Negativität in depressiven Sozialbeziehungen verständlich macht. Da vor allem in längerfristigen Sozialbeziehungen ein Ausweichen bzw. Flüchten durch die schlechte Verfassung des Depressiven nicht oder nur auf die Gefahr einer weiteren Verschlechterung (bis hin zur Suizidalität) möglich ist, entsteht eine Art „Zwangsmechanismus", dem die beteiligten Sozialpartner kaum entrinnen können (Hautzinger, Linden & Hoffmann, 1982).

Zu diesen Überlegungen wurden viele Untersuchungen vorgelegt, die dahingehend übereinstimmen, dass die Rate an Verstärkung bei depressiven Patienten geringer ist als bei nicht depressiven Kontrollpersonen, und dass mit klinischer Besserung die Rate der positiven Verstärkung zunimmt. Wiederholte Bestätigung erfuhren die Überlegungen zu den Auswirkungen depressiven Verhaltens auf die soziale Umwelt und die Familie bzw. Partner. Depressive lösen bei den Interaktionspartnern negatives Befinden, Abwehr, Ablehnung und Vermeidung aus. Die partnerschaftlichen Interaktionsmuster sind oft vorwurfsvoll, negativ, feindselig, wenig positiv und zeigen ungünstig lange Sequenzen derartig negativer („coercive") Interaktionen.

2.4 Nichtkontrolle und erlernte Hilflosigkeit

Nichtkontrolle führt zu Passivität, Apathie, Resignation

Tier- und humanexperimentelle Studien haben wiederholt gezeigt, dass die Erfahrung von Kontrollverlust und Nichtkontrolle über unangenehme Bedingungen zu Verunsicherung, Angst, Rückzug, Passivität, Aufgeben und Störung des Neulernens führen. Daraus wurde dann die Hilflosigkeitshypothese der Depression entwickelt. Erfährt eine Person Nichtkontrolle über aversive, persönlich wichtige Lebens- und Umgebungsbedingungen, dann entwickelt sich jedoch nicht nur Passivität, Apathie und Resignation, sondern auch Appetit- und Gewichtsverlust, erhöhte Latenz willentlicher Reaktionen, hormonelle und endokrine Störungen, immunologische Defekte, vegetative Beschwerden. Es konnte gezeigt werden, dass Nichtkontrollerfahrung zu einer „Einstellung" der persönlichen Hilflosigkeit führt und darin die entscheidende, auf andere Bereiche sich ausweitende (kognitive) Störung einer akuten Depression liegt.

Entscheidend ist die Erwartung, hilflos zu sein

Depression wird danach durch eine vorausgehende Erfahrung der Nichtkontrolle über subjektiv bedeutsame Ereignisse und der sich daraus entwickelnden Erwartung auch zukünftig ohne Kontrolle, d. h. hilflos zu sein, bedingt. Entscheidend ist die subjektiv-kognitive Variable der Erwartung hilflos zu sein, selbst wenn objektiv in einer neuen Situation Kontrolle besteht. Die erlernte Erfahrung wird auf andere, neue zukünftige Situationen generalisiert. Die Erfahrung von Misserfolg und Nichtkontrolle führt dazu, dass Personen nach dem Grund dieser Hilflosigkeit fragen. Diese Art der Ursachenzuschreibung (Kausalattribution) bestimmt nun die weitere Entwicklung, die Stabilität und Universalität der emotionalen, motivationalen, motorischen, vegetativen und kognitiven Veränderungen. Es ist also nicht einfach die mangelnde Kontrolle, sondern der subjektive Prozess kognitiver Verarbeitung, der dem zu kontrollierenden Ereignis Bedeutung beimisst und der das Misslingen der Kontrolle der eigenen Person zuschreibt. Die Ursachenzuschreibung wird auf drei Dimensionen vorgenommen: internal-external, stabil-variabel, global-spezifisch.

Misserfolge internal, stabil, global verarbeitet

Depression ist also das Resultat der Erfahrung der Nichtkontrolle über subjektiv bedeutsame Bedingungen. Diese Erfahrungen werden durch die Kausalattribuierung internaler, stabiler und globaler Faktoren verarbeitet, was zu einer Misserfolgserwartung hinsichtlich zukünftiger Ereignisse führt und damit zusätzlich zur Verschlechterung und zur Verfestigung des depressiven Befindens beiträgt. Die Abbildung 7 fasst diese Formulierungen zusammen und macht die entscheidende Rolle der Kausalattributionsmuster deutlich.

Hoffnungslosigkeitsdepression

In einer Reformulierung des Hilflosigkeitsmodells wird der Geltungsbereich dieses Erklärungsansatzes auf sogenannte *„Hoffnungslosigkeitsdepressionen“* eingegrenzt. Dabei wird angenommen, dass es akute Depressionen gibt, die auf der Symptomebene von anderen depressiven Erkrankungen nicht unterscheidbar sind, jedoch in ihren Entstehungsbedingungen dem zuvor postulierten Weg folgen und durch negative Attributionsmuster ein Zustand der Hoffnungslosigkeit entsteht, der in Verbindung mit weiteren ungünstigen Einflüssen (z. B. Fehlen sozialer Unterstützung) dann in eine (ängstliche) Depression münden kann.

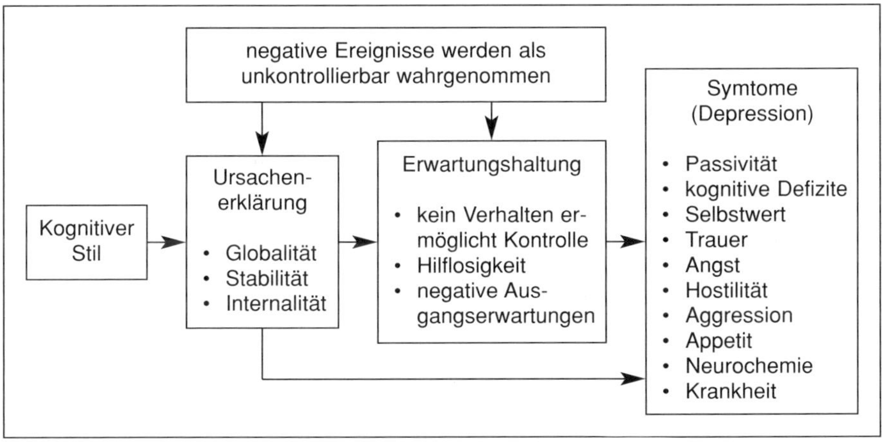

Abbildung 7: Modell der Erlernten Hilflosigkeit

Hoffnungslosigkeit ist durch die Erwartung gekennzeichnet, dass wünschenswerte Ereignisse nicht eintreten oder unerwünschte eintreten werden und die Person keine Möglichkeit sieht, diese Situation zu verändern. Es wird postuliert, dass neben den oben genannten depressogenen Attributionsmustern es auch durch ein geringes bzw. instabiles Selbstwertsystem zu akuten depressiven Zuständen kommen kann.

Die Erwartung von Hilflosigkeit führt zu Angst und erst wenn die Erwartung zur Gewissheit wird, folgt ein Zustand mit Anteilen von Angst und Depression. Treten die befürchteten negativen Ereignisse tatsächlich ein, dann entsteht Hoffnungslosigkeit und Depression.

2.5 Dysfunktionale kognitive Schemata

Basis einer Depression: dysfunktionale kognitive Schemata

Die Basis einer akuten Depression bildet eine kognitive Störung, die infolge früherer belastender, ungünstiger Erfahrungen (Traumatisierung, Verluste) und Lernprozesse entstanden ist. Das Hauptmerkmal derartiger depressogener kognitiver Prozesse und Strukturen ist, dass sie die Realität in unterschiedlichem Grade verzerren. *Inhaltlich* lassen sich bei Depressiven eine negative Sicht der Welt, der eigenen Person und der Zukunft festmachen. Typische kognitive Verzerrungen sind: Willkürliche Schlussfolgerung, selektive Abstraktionen, Personalisieren, Übergeneralisieren, Magnifizieren negativer Erfahrungen, Minimieren positiver, erfolgreicher Erfahrungen, moralisch-absolutistisches Denken und ungenaues Benennen. *Formal* sind die Kognitionen von unfreiwilliger, automatischer, perseverierender, plausibel erscheinender Art. Informationstheoretisch sind sie als Schemata recht stabile, überdauernde Muster der selektiven Wahrnehmung, Kodierung und Bewertung von Reizen.

Diese Schemata entstehen durch belastende Erfahrungen des Sozialisationsprozesses, aktuelle stressreiche oder traumatische Erfahrungen oder durch die Akkumulation subtraumatischer, negativer Erfahrungen. Mit dem Entstehen der depressiven Schemata setzt ein zirkuläres Feedbackmodell ein, wodurch es zur Verfestigung, Vertiefung und Aufrechterhaltung der Depression und der damit kausal verknüpften Kognition kommt (vgl. Abb. 8).

Verarbeiten: eindimensional, einseitig, absolutistisch, global, invariant, Erstellung von Charakterdiagnosen

Das Denken akut Depressiver lässt sich beschreiben als einseitig negativ, eindimensional, moralisch, absolutistisch, global, invariant, es werden Charakterdiagnosen erstellt, undifferenziert und irreversibel. Demgegenüber ist nicht depressives Denken als reflektiert, multidimensional, relativierend, nicht wertend, spezifisch, konkret, am Verhalten orientiert, variabel, reversibel und differenziert gekennzeichnet.

Für das Arbeiten mit Patienten ist es hilfreich, automatische Gedanken und Grundüberzeugungen zu unterscheiden. „Automatische Gedanken“ sind

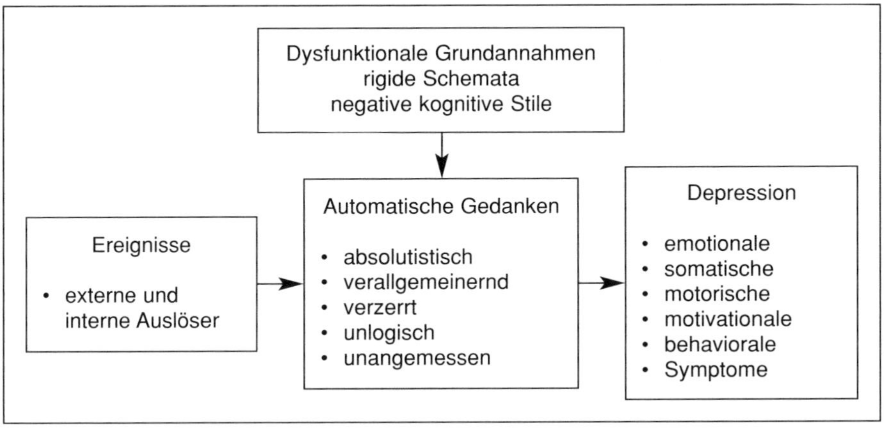

Abbildung 8: Depressionsmodell dysfunktionaler Schemata und Verarbeitung

Kognitive Prozesse sind hoch überlernt und zunächst schwer wahrnehmbar

situationsnahe, in Verbindung mit einer konkreten Erfahrung rasch, unmittelbar ausgelöste kognitive Verarbeitungen, die emotionale Erfahrungen in einem konkreten Zusammenhang bedingen. Diese automatisierten kognitiven Verarbeitungen sind durch vielfältige Erfahrungen und zahlreiche Anwendungen hoch überlernt, zunächst schwer wahrnehmbar, doch dem Bewusstsein in Verbindung mit konkreten Situationen leicht zugänglich.

Grundüberzeugungen sind generelle, situationsübergreifende Verarbeitungsprinzipien

Hinter automatischen Gedanken, auf einer hierarchisch höheren Ebene werden „Grundüberzeugungen“ erkennbar, die auch als Werthaltungen, Überzeugungen, Oberpläne, Regeln, Kognitive Stile oder „Core Beliefs“ bezeichnet wurden. Diese Grundüberzeugungen sind generellere, situationsübergreifende Verarbeitungsprinzipien einer Person, die deren Ziele, Ansprüche, Selbstbeurteilungen und Handlungspläne und damit das Verhalten und (automatisierte) Denken in konkreten Zusammenhängen determinieren (siehe dazu auch das Fallbeispiel unter Kap. 1.6.4).

Die Forschungsbefunde zu dieser kognitiven Hypothese der akuten Depression erbringen durchweg signifikante Zusammenhänge zwischen Depression bzw. depressiven Symptomen und dysfunktionalen Einstellungen. Es existieren mehrere Metaanalysen zu den kognitiven Hypothesen depressiver Erkrankungen. Sie kommen alle zu dem Schluss, dass der Zusammenhang zwischen ungünstigen Attributions- bzw. Denkstilen und Depression als gesichert gelten kann. Als spezifisch für Depressionen gilt ein rascher Gedächtniszugang für negative Erinnerungen, die durch ambivalente Umweltreize provoziert werden. Damit einher geht eine verzerrte Aufmerksamkeitsausrichtung auf negative Reize. Akut Depressive erinnern bevorzugt ungünstige Selbstbeschreibungen und belastende Ereignisse. Diese negativen Erinnerungen sind sehr detailliert und elaboriert, während positive Erfahrungen eher global und wenig elaboriert im Gedächtnis behalten werden.

Offen und ungeklärt bleibt bis heute die Frage nach der kausalen Bedeutung dieser kognitiven Prozesse bei der Entstehung akuter Depressionen.

2.6 Genetische Faktoren

Genetische Konzepte beruhen auf Familienstudien, Zwillingsstudien und Adoptionsstudien. Die Konkordanzraten bei monozygotischen Zwilligen liegen zwischen 30 und 90 % (mittlerer Wert 60 %), während bei dizygotischen Zwillingen die Konkordanz zwischen 0 und 25 % (mittlerer Wert 14 %) liegt. Das Morbiditätsrisiko für depressive Erkrankungen bei Angehörigen depressiver Patienten ist höher (4 bis über 30 % in Abhängigkeit von Verwandschaftsgrad bzw. der depressiven Subgruppen). Die Rate psychopathologischer Auffälligkeiten bei biologischen Geschwistern erreicht 66 %, während sie bei den Adoptivgeschwistern unter 8 % liegt. Angehörige schizoaffektiver und bipolar depressiver Patienten haben ein deutlich erhöhtes Risiko für alle Formen affektiver Erkrankungen, nicht nur für manisch-depressive Störungen, während Angehörige unipolar depressiver Störungen nur ein erhöhtes Risiko für unipolare Depression zeigen.

Einfluss genetischer Faktoren auf 41 % geschätzt

Anhand von Längsschnittstudien mit Zwillingspaaren wurde der Einfluss genetischer Faktoren auf 41 % und der Einfluss von persönlichen Umweltbedingungen auf 46 % bei der Entwicklung einer Depression geschätzt. Dabei ist die Anfälligkeit für Depressionen stabil und vermutlich genetisch verankert, während die Umwelteinflüsse zwar eine bedeutsame Rolle für die Auslösung (Expression) spielen, doch diese generell transitorisch sind.

Schwellenmodelle poligenetischer Übertragung, Gen-Umwelt-Interaktionen

Es bestehen bislang keine Übereinstimmungen darin, wie die mögliche genetische Grundlage depressiver Störungen konkret aussieht und wie der Übertragungsweg verläuft. Die früher vertretene Hypothese, dass es sich genetisch um eine Einheit handelt, wurde weitgehend verlassen. Heute wird von Genetikern mit Verteilungs- und Schwellenmodellen gearbeitet, bei welchen durch Erb- und Umweltfaktoren die Krankheitsanfälligkeit („liability") determiniert ist. Die Mehrzahl der Autoren geht heute von einem, zu den vorhandenen Daten am besten passenden, doch ungeklärten poligenetischen Übertragungsmodell affektiver Störungen aus.

Mehrere Untersuchungen der letzten Jahre bestätigen, dass Depressionen durch verschiedene genetische Faktoren beeinflusst werden, die zu unterschiedlichen Zeitpunkten der Entwicklung aktiv sind bzw. durch unterschiedliche Lebensbedingungen aktiviert werden. In Längsschnittstudien wurde der Zusammenhang von Lebensbelastungen (Misshandlungen, kritische Lebens-

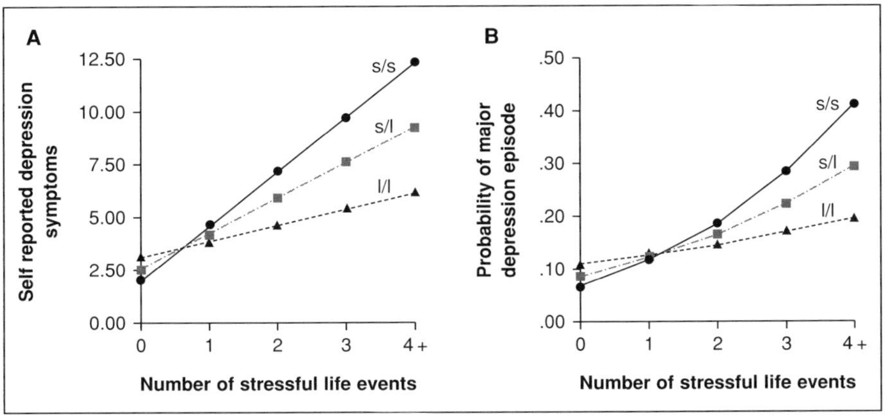

Abbildung 9: Zusammenhang von genetischer Belastung (kurze „s" oder lange „l" Allele des 5-HT Transporter Gens), belastenden Lebensereignissen und Depression (A: Symptome, B: Diagnose; nach Caspi et al., 2003)

ereignisse) und einem Polymorphismus in der Promotorregion des Serotonintransportergens (5-HTTPR) gefunden. Personen mit einer oder zwei Kopien des kurzen Allels des 5-HTTPR entwickeln unter Stress eher Depressionen und Suizidideen, als Personen, die homozygot für das lange Allel (vgl. Abb. 9) waren.

2.7 Gestörte Neurotransmission

Katecholamin-Hypothese

Gestörte Neurotransmittersysteme

Eine der neuronalen Syntheseorte des Noradrenalins, das bei der Verarbeitung neuer Reize und der Modulation des Antrieb- und Aktivitätsniveaus verantwortlich ist, ist der Locus Coeruleus. Dieses Zellbündel sendet ein dichtes Netz an Faserverbindungen über das Zentralnervensystem, insbesondere in den Hypothalamus, den Hippocampus und den Cortex. Eine Unter- bzw. Fehlfunktion der Zellen des Locus Coeruleus könnte schließlich für Störungen der Katecholamine und der noradrenergen Transmission im Rahmen einer Depression verantwortlich sein. Interessanterweise führt eine direkte Applikation (bei Tieren) von Tyrosin (Vorstufe des Noradrenalins) oder noradrenergen Agonisten in den Locus Coeruleus zum Verschwinden depressionsähnlichen Verhaltens. In ähnlicher Weise konnte der experimentell erzeugte Zustand der Hilflosigkeit (siehe Kap. 2.4) durch die Gabe von Noradrenalin bzw. Serotonin verhindert bzw. aufgehoben werden.

Serotonin-Hypothese

Serotonin-Hypothese

In ganz ähnlicher Weise wurde die (ursprüngliche) „Indoleamin-Hypothese“ formuliert, die besagt, dass bei Depressiven eine erniedrigte Konzentration des Neurotransmitters Serotonin (5-HT) vorliegt bzw. das serotonerge System gestört ist. Die serotonergen Zellen entspringen aus einem recht umgrenzten Hirnstammbereich, den Raphe Kernen. Beim Menschen sind inzwischen über 15 Serotonin-Rezeptoren identifiziert worden, die wiederum auf den serotonergen Bahnen und Projektionsfeldern unterschiedlich häufig lokalisiert sind und unterschiedliche Funktionen erfüllen. Man weiß heute, dass das serotonerge System sehr heterogen ist, die Neurotransmission über eine Vielzahl von Rezeptoren erfolgt und eine enge Wechselwirkung mit anderen neuromodulatorischen Systemen besteht. Daraus ergeben sich vielfältige Störungsorte und Funktionsbeeinträchtigungen. Das nach wie vor stärkste Argument für die pathogenetische Rolle des Serotonin bei Depressionen ist die antidepressive Wirksamkeit von Serotoninwiederaufnahmehemmern.

Dopamin-Hypothese

Dopamin-Hypothese

Das dopaminerge System spielt bei der Motivation, dem Belohnungserleben und positiven Empfindungen eine zentrale Rolle. Störungen führen zu Anhedonie und Unlust. Das Auftreten von Anhedonie und Depression unter einer Behandlung mit Neuroloptika wird meist als Hinweis interpretiert, dass bei der Depressionsgenese auch das Dopaminsystem beteiligt ist. Anders als für serotonerge und noradrenerge Substanzen ist für dopaminerge Medikamente die stimmungsaufhellende Wirkung weniger belegt, obgleich günstige Effekte auf die Überwindung psychomotorischer Hemmungen im Rahmen akuter Depressionen beschrieben werden.

Noradrenerg-cholinerges Ungleichgewicht

Die adrenerg-cholinerge Ungleichgewichtshypothese besagt, dass bei depressiven Patienten das Gleichgewicht des adrenergen (Noradrenalin) und des cholinergen (Acetylcholin) Neurotransmitterssystems zugunsten des cholinergen Einflusses verschoben sei. Cholinerge Substanzen sind ohne Zweifel an der neuroendokrinen Regulation z. B. der Hypothalamus-Hypophysen-Nebennierenrinden-Achse beteiligt und zumindest als Begleiterscheinung einer Depression wahrscheinlich.

Depressionen sind kaum auf Störungen eines Transmittersystems oder eines Rezeptors, sondern eher auf „Dysbalancen multipler Transmittersysteme“ zurückzuführen. Störungen im Transmittersystem sind eher als Vulnerabilitäts- (vgl. Abb. 9) oder den Krankheitsverlauf komplizierende Faktoren anzusehen. Daraus lässt sich folgern, dass Defizite und Fehlregulationen im Aminhaushalt keine notwendige Bedingung für akute Depressionen darstellen, ebensowenig wie Rezeptorveränderungen zwangsläufig eine Depression induzieren.

2.8 Neuroendokrinologische Störungen

Jedes der bislang beschriebenen Neurotransmittersysteme ist in komplexer und in hochspezifizierter Weise organisiert und wird durch Neuropeptide (z. B. Substanz P) und neuroendokrinologische Substanzen moduliert. Vor allem zwei neuroendokrinologische Systeme haben die Aufmerksamkeit im Zusammenhang mit depressiven Störungen erfahren: Die Hypothalamus-Hypophysen-Nebennierenrinden-Achse (HHN) und die Hypothalamus-Hypophysen-Schilddrüsen-Achse (HHS). Daneben spielen auch Gonaden- und Wachstumshormone bei Depressionen eine Rolle (Hegerl & Rupprecht, 2006).

Hypothalamus-Hypophysen-Nebennierenrinden-Achse

HHN-Achse

Die HHN-Achse wird von Noradrenalin in ihrer Wirkweise gehemmt, während Serotonin und Acetylcholin stimulierend Einfluss nehmen. Das Verbindungsglied von diesen Neurotransmittern zu dem endokrinen System stellt ein Neuropeptid dar, das „Corticotrope Releasing Hormon (CRH)". Dieses CRH kontrolliert über das ACTH die Kortisol-Ausschüttung der Nebennierenrinde. Die wesentlichen Einflussfaktoren auf dieses System sind Stress (Belastungen, Aktivierung), zirkadiane Rhythmik (Tageszeit, Licht) und möglicherweise ein individueller (genetisch determinierter?) Set-point des ZNS, der Regulations- und Gegenregulationsvorgänge steuert.

Überaktivität und veränderte Reaktionsbereitschaft der HHN-Achse sind bei depressiven Patienten vielfach beschrieben worden. Etwa 2/3 der depressiven Patienten weisen Veränderungen im Sinne eines Hyperkortisolismus auf, was durch dysfunktionale Feedbackschleifen (unzureichende Hemmung der HHN-Achse) bedingt sein dürfte.

Die Auffälligkeiten im HHN-System lassen sich bislang nicht zu einem stimmigen Konzept der Pathogenese depressiver Störungen zusammenfügen. Sie stellen weder eine hinreichende noch eine notwendige Bedingung dar. Die Veränderungen der HHN-Achse weisen eine hohe Zustandsabhängigkeit auf, doch gibt es auch Hinweise, dass eine Normalisierung der Achsenstörung der klinischen Besserung und ein pathologischer Dexamethason-CRH-Test einem Rezidiv vorausgehen. Zudem werden Auffälligkeiten der HHN-Achse auch bei nahen Verwandten depressiver Patienten gefunden.

Hypothalamus-Hypophysen-Schilddrüsen-Achse

HHS-Achse

Die HHS-Achse weist viele Parallelen zur HHN-Achse auf. Stress, Biorhythmik und Temperatur nehmen Einfluss auf die Ausschüttung des Schilddrüsenhormon-Stimulierenden-Hormons (TSH), indem zuvor im Hypothalamus das TRH (Schilddrüsenhormon-Ausschüttungs-Hormon) stimuliert wurde. Das TSH regt die Sekretion des Schilddrüsenhormons an. Andere endokrine Substanzen, die auf die Produktion des Schilddrüsenhormons Einfluss nehmen sind Östrogene (fördernd), Wachstumshormone (hemmend) und Glucocorticoide (hemmend). Depressive unterscheiden sich dabei nicht von anderen Gruppen durch die Menge, das Niveau und den Up-take des ausgeschütteten Hormons. Vielmehr weist die zirkadiane Rhythmik der Ausschüttung des TSH eine Besonderheit auf. Bei Gesunden lässt sich in der Nacht während des Schlafs eine auffallende TSH-Ausschüttung beobachten. Depressive Patienten zeigen diese nächtliche TSH-Ausschüttung nicht bzw. deutlich vermindert. Es wurde weiter beobachtet, dass einige Depressive nicht oder vermindert mit TSH auf die exogene Gabe der TRH reagieren, obgleich das Ausgangsniveau bei den Gruppen gleich war.

2.9 Schlaf und zirkadiane Rhythmik

Zirkadiane Rhythmik gestört

Schlaf, Schlaf-Wach- und zirkadiane Rhythmik sind bei einer akuten Depression in vielfältiger Weise gestört. Während des Schlafs fallen der verminderte Anteil des Tiefschlafs (Delta-Aktivität) und die verkürzte REM-Latenz mit verlängerter erster REM-Phase auf. Die veränderte REM-Charakteristik ist für eine Subgruppe Depressiver spezifisch. Besonders das Lebensalter und der Schwergrad der depressiven Störung korrelieren positiv mit dem Auftreten und der wiederholten Beobachtung der genannten Schlafauffälligkeiten. Serotonin, Noradrenalin und Acethylcholin sind an der Regulation des Schlafes beteiligt. Die Desinhibition des REM-Schlafs bei Depressiven kann als Ausdruck der Imbalance des noradrenergen und des serotonergen Transmittersystems zugunsten der cholinergen Systeme verstanden werden. Die cholinerge Imbalance verschwindet mit einer Symptomremission.

Schlaf ist bei Depressiven vielfältig gestört

Andere Erklärungen der Schlafstörungen bei Depressionen sind vor allem chronobiologischer Natur, wie etwa das Modell der Phasenvorverlegung (endokrine Prozesse, Schlaf-Wach-Rhythmus usw. sind der Zeit voraus und mehrere Stunden vor verlagert) bzw. der Desynchronisation des inneren Zeitgebers oder das Zwei-Phasen-Modell der Schlafregulation. Für diese chronobiologischen Hypothesen sprechen vor allem die Wirkung von Licht (Sonne) auf Befinden, Motorik und körperliche Prozesse sowie die erhöhten Depressions- und Suizidraten in nördlichen Ländern. Auch der antidepressive Effekt von Schlafentzug und von Lichttherapie sprechen für die Beteiligung des hypothalamischen Nucleus suprachiasmaticus bei der zirkadianen Rhythmik und akuter Depression. Unverändert fraglich ist die Bedeutung dieser Störung des zirkadianen Zeitgebers bei der Depressionsgenese.

2.10 Neuroanatomie

Neuroanatomische Strukturen und Funktionen

Depressive und Gesunde weisen vergleichbare Hirnvolumina auf. Strukturell wurden bei Depressionen mehrfach, doch nicht einheitlich folgende Veränderungen gefunden: erweiterte Seitenventrikel, erweiterte cortikale Sulci, erweiterte dritte Ventrikel, subcortikale Hypersensitivität, präfrontale und zerbelläre Volumenabnahme. Insbesondere der präfrontale Cortex, der anteriore zinguläre Cortex, der Hippocampus und die Amygdala wurden intensiv untersucht und in ein neuroanatomisches Modell der Depression integriert (Meyberg, 1997).

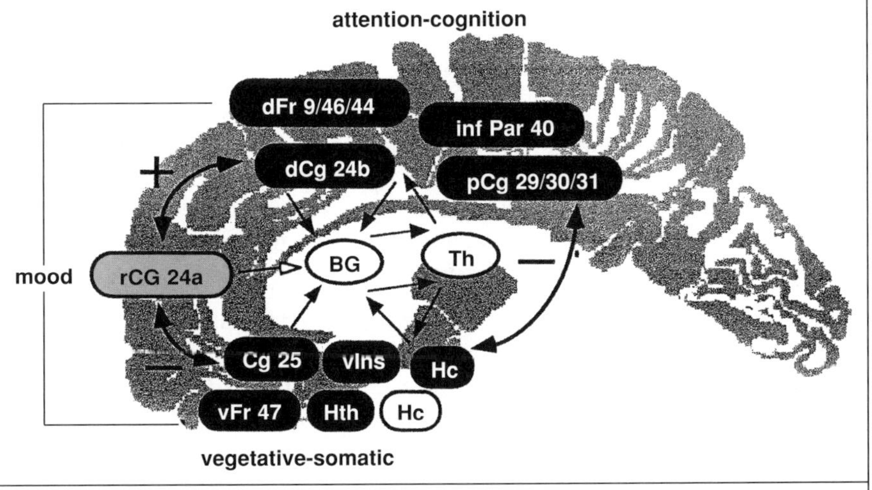

Anmerkungen: Störung des Zusammenwirkens von *hypo*aktiven Arealen des dorsolateralen und präfrontalen Cortex (dFr), inferiorem Parietallappen (infPar), dorsalem anteriorem Cingulum (dCg), posteriorem Cingulum (pCg) und *hyper*aktiven Arealen des Hippocampus (Hc), der Amygdala (AM), des subgenualen Cingulum (Cg), der Inselregion (vlns), des ventralen Frontallappens (vFr), des Hypothalamus (Hth). Dem rostralen anterioren Cingulum (raCg24a) kommt eine Schlüsselfunktion bei der Aufrechterhaltung des dynamischen Gleichgewichts zu.

Abbildung 10: Neuroanatomisches Netzwerkmodell der Depression (nach Mayberg et al., 1997)

Das Gehirn ist beim Vorliegen einer akuten Depression, doch möglicherweise bereits davor und auch danach, stark in Mitleidenschaft gezogen. Die für eine Depression als strukturell und funktionell wichtigen Regionen sind zentrale Bereiche bei der Auseinandersetzung mit der Umwelt. Ohne Zweifel nehmen dabei auch genetische Informationen Einfluss, doch braucht es konkrete Lebenserfahrungen, um die für eine Depression relevanten Gene zu exprimieren. Durch Lebenserfahrungen (Lernen) ist das Gehirn Depressiver in den Zustand gebracht worden, in dem es sich zu Beginn depressiver Symptome befindet. Dabei spielt als Diathese ein hypoaktiver anteriore zinguläre Cortex, ein geschädigter Hippocampus, eine hyperaktive Amygdala und ein rechtsseitig dominierender präfrontaler Cortex die entscheidende Rolle (vgl. Abb. 10).

2.11 Psychobiologisches Erklärungsmodell

Multifaktorielles, psychobiologisches Erklärungsmodell

Um verschiedene Erklärungsfaktoren zusammenzuführen, wurden von einigen Autoren mehrfaktorielle Modelle vorgeschlagen. Diese Ansätze billigen genetischen und neuroendokrinen Prozessen, dispositionellen Faktoren, innerpsychischen Mechanismen, verändertem unmittelbarem Erleben und Erinnern nach aversiven Erfahrungen, sowie sozialen und instrumentellen protektiven Faktoren (wie Unterstützung, Ressourcen), neben kognitiven, interaktionellen und behavioralen Faktoren, eine wichtige Funktion zu. So kann man zeigen, dass frühkindliche Deprivation, Vernachlässigung, Missbrauch, viral bedingte Veränderungen der Rezeptorstrukturen oder genetische Ausstattungen die Grundlage für eine depressive Entwicklung legen. Diese Ausstattungen bzw. traumatischen Erfahrungen erzeugen Narben („biological priming“), die nach längeren Latenzphasen durch biologisch und psychologisch relevante Ereignisse reaktiviert werden können und so eine psychobiologische Stressreaktionen einleiten, welche bei fehlenden Kompensationsstrategien dann in eine Depression münden.

Längsschnittstudien (mit mehreren Messpunkten) weisen z. B. nach, dass über 50 % der Varianz an einer depressiven Entwicklung allein durch die Faktoren „stressreiche Lebensereignisse“, „genetische Belastung“, „Vorgeschichte an depressiven Episoden“ und „Neurotizismus“ erklärbar sind. Weitere Einflussgrößen sind „interpersonelle Erfahrungen“, „soziale Unterstützung“, „traumatisierende Erfahrungen in der Kindheit/Jugend“.

Die Abbildung 11 stellt ein derartiges mehrfaktorielles, die aktuelle Befundlage integrierendes Störungsmodell für Depressionen dar. In vereinfachter Weise kann dieses Schaubild auch im Rahmen einer Depressionsbehandlung zur Psychoedukation und Begründung von Psychotherapie eingesetzt werden.

Distale und proximale Einflussfaktoren

Verkürzt ausgedrückt lässt sich eine akute Depression erklären auf dem Hintergrund („distale Faktoren“) ungünstiger soziodemografischer und sozialer Faktoren, einer Geschichte an Vorerkrankungen (Narben), biologisch

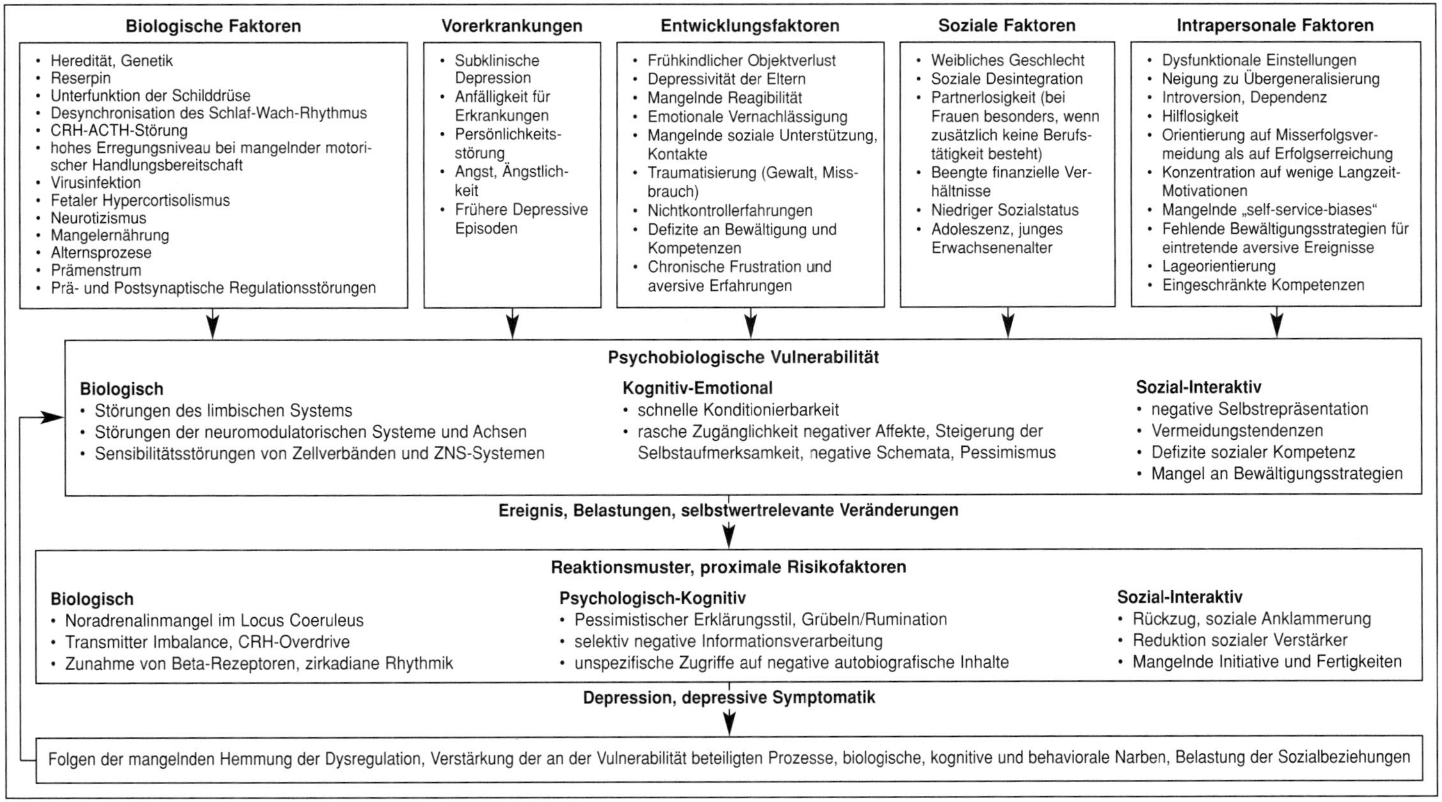

Abbildung 11: Psychobiologisches Depressionsmodell (nach de Jong-Meyer, 2005; Hautzinger, 2006), das Faktoren, Bedingungen, Strukturen und Funktionen zusammenstellt, die für die Entwicklung bzw. Aufrechterhaltung einer Depression nach heutigem Kenntnisstand relevant sind.

ungünstigen, d. h. depressionsförderlichen Bedingungen, entwicklungsgeschichtlich belastenden Einflüssen, Persönlichkeitsmerkmalen und Sozialisationsbedingungen. Diese Hintergrundbedingungen lassen sich als psychobiologische Vulnerabilität (biologisch, psychologisch, sozial-interaktiv) verstehen, die durch Belastungen und Ereignisse aktiviert werden und zu Störungen („proximale Faktoren") auf neurobiologischer, kognitiver und sozial-interaktiver Ebene führen, welche dann zu einer Depression führen. Eine akute Depression wirkt auf das gestörte System zurück und verschlimmert den Zustand bzw. aktiviert Bewältigungsmechanismen.

Bei der Psychoedukation von Patienten sollte ein dermaßen komplexes Modell vereinfacht und vor allem mit den individuellen lebensgeschichtlichen Bedingungen und Einflussgrößen eines Patienten konkretisert werden. Es ist besonders hilfreich, wenn dazu ein an der Vorlage der Abbildung 11 orientiertes Schaubild erarbeitet und aufgezeichnet wird. Aus einem derartigen Modell (persönlichen Schaubild) lassen sich dann die Ansatzpunkte für eine antidepressive Pharmakotherapie ebenso ableiten, wie für eine Psychotherapie bzw. eine Kombinationsbehandlung.

3 Diagnostische Entscheidungen und Indikationen

Dieser Abschnitt stellt konkrete Regeln und praktische Handlungsanweisungen für die Diagnostik, die Verlaufskontrolle und die Indikation von Psychotherapie für Patienten mit einer akuten Depression dar. Dabei wird auf Empfehlungen verschiedener Konsensusrunden, nationalen und internationalen Versorgungsleitlinien und Ergebnisse der Psychotherapieforschung Bezug genommen (siehe dazu Kap. 5), um so zu rationalen, wissenschaftlich begründeten („evidence based") Behandlungsentscheidungen zu kommen. Ferner soll dadurch eine angemessene Qualitätskontrolle der durchgeführten Therapie ermöglicht werden.

3.1 Eingangs-, Verlaufs- und Abschlussdiagnostik

Minimaler Standard der Diagnostik und Dokumentation

Als minimaler Standard der Diagnostik und Dokumentation bei depressiven Störungen (siehe dazu ausführlicher Kap. 1.6) gilt:

a) *Diagnose, Differenzialdiagnose:* Anwendung von SKID oder Verwendung der Diagnose-Checklisten (IDCL) zur Vergabe von ICD-10-Diagnosen.

b) *Psychometrie, Schweregradbeurteilung:* Selbstbeurteilung mittels BDI 2 und Fremdbeurteilung mittels QIDS (oder HDRS) (QIDS vgl. Anhang, S. 87–90).
c) *Problem- und Verhaltensanalyse:* Horizontale und vertikale Verhaltensanalyse, Herausarbeiten von Schlüsselproblemen, von Defiziten und von Ressourcen, Zielerreichungsskalierung (vgl. Vorlage im Anhang, S. 91).
d) *Evaluation, Qualitätskontrolle:* Anwendung des BDI 2 und QIDS zu Beginn und am Ende einer Behandlung. Überprüfung der Zielskalierung hinsichtlich der Erreichung der Ziele.
e) *Prozess- und Verlaufsdokumentation* depressiver Symptome mittels ADS (wöchentlich bzw. zu jedem Therapiekontakt).

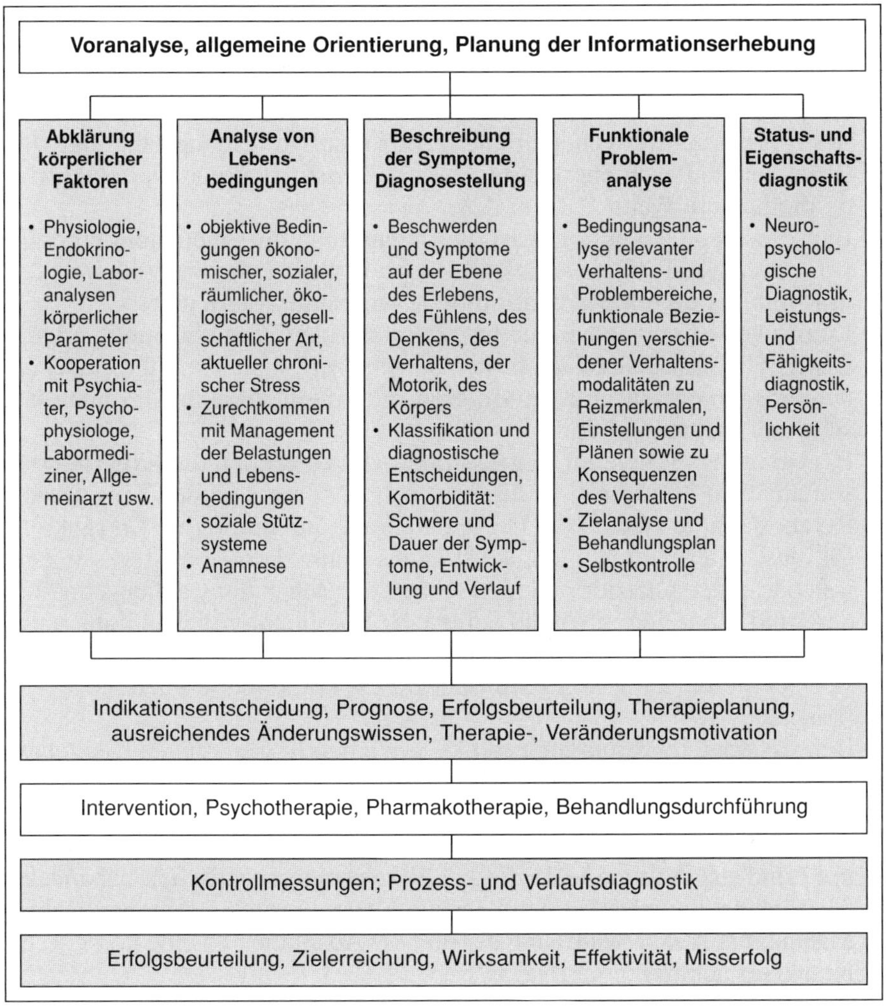

Abbildung 12: Ablaufschema der Diagnostik

Abbildung 12 (nach Hautzinger, 2001) illustriert den prinzipiellen Untersuchungs- und Entscheidungsablauf vor Beginn einer Depressionstherapie. Dabei kann gegebenenfalls auf Abschnitte verzichtet werden (z. B. Labormedizin, Intelligenzdiagnostik), sofern dies im Einzelfall begründet ist.

3.2 Behandlungsentscheidungen und Indikation

Leitlinien zur Indikation für Behandlung

Aufgrund zahlreicher Metaanalysen und der Aufarbeitung der verfügbaren wissenschaftlichen Evidenzen (de Jong-Meyer et al., 2007) kann man für die Versorgung akut depressiver Patienten folgende *Empfehlungen (Leitlinie)* aussprechen:

a) Bei leichten bis mittelschweren akuten Depressionen, bei depressiven Anpassungsstörungen und bei Dysthymien ist die Behandlung durch einen Psychiater und durch ein Antidepressivum nicht erforderlich. Strukturierte, fokussierte Psychotherapie (z. B. Kognitive Verhaltenstherapie, Interpersonelle Psychotherapie) ist hier kurzfristig und vor allem langfristig die bessere Wahl.

b) Bei schweren Depressionen ist die Behandlung mit einem antidepressiv wirkenden Medikament indiziert. Jedoch ist Psychotherapie (alleine oder in Kombination mit Medikation) eine wirksame Alternative.

c) Kognitive Verhaltenstherapie hat sich unter dem Gesichtspunkt längerfristiger Erfolge bislang am besten bewährt und stellt somit die entscheidende Intervention, in Kombination mit einem Medikament auch bei schwerer Depression dar.

d) Bei besonders schweren Depressionen, die zusätzlich die Kriterien des somatischen Syndroms erfüllen, ist zunächst nicht an den Einsatz von Psychotherapie zu denken. Diese Patienten sind durch ihre Erkrankung für diese Interventionen zunächst kaum zugänglich. Hier steht die entlastende, unterstützende und medikamentöse Behandlung anfangs im Vordergrund. Im weiteren Verlauf sollte eine Kombinationsbehandlung unter Einsatz von Psychotherapie verwirklicht werden. Längerfristig erweist sich bei diesen depressiven Störungen diese kombinierte Therapie als effizienter.

e) Depressionen in Verbindung mit körperlichen Erkrankungen (Schmerzstörungen, HIV/AIDS, Krebs, Schlaganfall, Diabetes mellitus, Morbus Parkinson, Menstruationsproblemen u. a.) und anderen psychischen Störungen (z. B. Angststörungen, Essstörungen, Somatoformen Störungen u. a.) sind ebenfalls gut und erfolgreich psychotherapeutisch zu behandeln, was sich prognostisch günstig auf die Kooperation bei therapeutischen Maßnahmen, die Bewältigung der und die Adaptation an eine körperliche Krankheit auswirkt.

Lehnt ein depressiver Patient, trotz Indikation, eine Pharmakotherapie ab, verhält er sich wenig kooperativ bei einer psychiatrischen Behandlung, liegen Unverträglichkeitsreaktionen bzw. Kontraindikationen für eine Pharmakotherapie vor oder erweisen sich die Medikamente als unwirksam (teilweise wirksam), dann sollte immer eine Indikation für eine Psychotherapie (KVT, IPT) gestellt und eine Behandlung eingeleitet werden.

Merke: Als evidenzbasiert gelten folgende Empfehlungen/ Indikationen (de Jong-Meyer et al., 2007):

1. Jeder Psychotherapie sollte eine angemessene Diagnostik und Problemanalyse vorausgehen. Dies schließt die Abschätzung des Suizidrisikos mit ein (siehe Kap. 1.6 und 3.1, vgl. Karte „Indikatoren für akute Suizidalität" im Anhang des Buches).
2. Eine Psychotherapie bei Affektiven Störungen besteht in der Regel aus 2 Phasen, einer Akutbehandlungsphase mit dem Ziel der Symptomreduktion und einer Erhaltungs- bzw. Stabilisierungsphase (vgl. Abb. 1).
3. Im Rahmen einer Akutbehandlung ist das Ansprechen auf die Psychotherapie zu kontrollieren und mindestens alle zwei Wochen zu beurteilen (vgl. Kap. 3.1). Ergibt sich nach 4 bis 6 Wochen keine Symptomreduktion, ist spätestens dann eine Revision des Behandlungsplans angezeigt.
4. Bei leichten und mittelschweren Depressionen zeigen eine Kognitive Verhaltenstherapie und eine Interpersonelle Psychotherapie vergleichbare Wirkung wie Antidepressiva (siehe Kap. 5).
5. Im ambulanten Rahmen zeigt Kognitive Verhaltenstherapie auch bei schweren Depressionen vergleichbare Effekte, wenn sie von erfahrenen Therapeuten durchgeführt wird.
6. Unter dem Aspekt der längerfristigen Wirksamkeit nach Abschluss der Aktubehandlung ist die Kognitive Verhaltenstherapie einer rein medikamentösen Therapie überlegen (siehe Kap. 5).
7. In der Kombination von Antidepressiva und Psychotherapie brechen weniger Patienten die Pharmakotherapie ab, nehmen die Medikamente zuverlässiger ein und zeigen die deutlichsten Besserungsraten.
8. Bei schweren, rezidivierenden und chronischen Depressionen ist eine Kombination von Pharmakotherapie und Psychotherapie indiziert.
9. Wird trotz angemessener Pharmakotherapie nur eine Teilremission depressiver Symptomatik erreicht, ist eine zusätzliche Kognitive Verhaltenstherapie bzw. Interpersonelle Psychotherapie indiziert.
10. Für Depressionen im Jugendalter, im höheren Lebensalter oder im Postpartum liegen Evidenzen für die Wirksamkeit Kognitiver Verhaltenstherapie und für Interpersonelle Psychotherapie vor.

4 Behandlung akuter Depressionen

Behandlungsoptionen bei akuter Depression

Trotz vieler Unklarheiten bezüglich der Ätiologie depressiver Störungen sind die pharmakologischen, physikalischen, psychotherapeutischen und psychosozialen Behandlungsmöglichkeiten vielfältig und erfreulich erfolgreich. Typische Empfehlungen für das Zusammenwirken dieser Therapiezugänge bei der Behandlung akuter unipolarer Depressionen sind in Tabelle 4 dargestellt.

Dabei sind die pharmakotherapeutischen und psychotherapeutischen Behandlungen, sei es alleine oder in Kombination angewendet, die Hauptinter-

Tabelle 4: Behandlungsansätze bei unipolaren Depressionen

Psychotherapie (KVT, IPT)	– Depressive Episode (leicht, mittelschwer, schwer) – Anpassungsstörungen, depressiv – Dysthymien – Altersdepressionen – Depressionen im Kindes- und Jugendalter – Depressionen bei körperlichen und anderen psychischen Störungen – Rückfallverhinderung – Chronische Depressionen
Pharmakotherapie (Antidepressiva)	– Depressive Episoden (schwer, mit somatischen und psychotischen Symptomen) – Chronische Depressionen – Rückfallverhinderung – Altersdepressionen – Depressive Episoden (leicht, mittelschwer)
Physikalische Therapie	– *Lichttherapie* (10.000 Lux) bei saisonaler Depression und bei prämenstruellen (depressiven) Störungen – *Wachtherapie* bei Depressionen mit deutlich zirkadianer Rhythmik – *Elektrokrampftherapie* bei sehr schwerer, psychotischer, stuporöser Symptomatik – *Sport/Bewegung* bei Dysthymien, bei Depressiven Episoden (leicht, mittelschwer) und bei Depressionen bei körperlichen Erkrankungen
Psychosoziale Therapie	– *Sozialarbeit, Soziotherapie:* Hilfe bei der Lösung realer Probleme (Schulden, Arbeitslosigkeit usw.) – *Paar- und Familientherapie:* Ergänzung zur Therapie von depressiven Episoden, Dysthymien und Anpassungsstörungen
Internistische Therapie	– Organisch begründete Depression

ventionen und oft ausreichend, während die physikalischen, psychosozialen und internistischen Behandlungen ergänzende Interventionen oder Interventionen mit einer eng abgesteckten Indikation darstellen.

4.1 Pharmakologische Behandlungen

Antidepressive Medikation

Nach zahlreichen wissenschaftlichen Untersuchungen darf heute die Wirksamkeit der tri- und tetrazyklischen Antidepressiva, der MAO-Inhibitoren und der selektiven Antidepressiva (SSRI, SNRI, SSNRI) als gesichert gelten. Tabelle 5 fasst einige der häufig verordneten Antidepressiva nach einem klinisch gebräuchlichen Indikationsschema (sedierende bzw. nicht sedierende Präparate) zusammen. Heute werden die Antidepressiva jedoch bevorzugt nach dem primären Angriffspunkt im Zentralnervensystem eingeteilt: Selektive Serotoninrückaufnahmehemmer (SSRI – wie Citalopram, Fluoxetin, Paroxetin, Sertralin u. a.), Selektrive Serotonin-Noradrenalinrückaufnahmehemmer (SSNRI – wie Venlafaxin, Duloxetin u. a.), Selektive Noradrenalinrückaufnahmehemmer (SNRI – wie Reboxitin u. a.), Noradrenalin-Dopaminrückaufnahmehemmer (NDRI – wie Bupropion), Monoaminoxidasehemmer (MAO-I – wie Moclobemid, Tranylcypromin), Trizyklische Antidepressiva (TZA – wie Amitriptylin, Imipramin, Clomipramin u. a.) und pflanzliche Präparate (wie Hypericum Extrakt).

Ein weiteres Kriterium für die Auswahl eines Antidepressivums stellt sein Nebenwirkungsprofil dar. Diesbezüglich ist vor allem die anticholinerge Wirkungskomponente von Bedeutung. Die Selektiven Antidepressiva weisen gegenüber den klassischen Antidepressiva (TZA) bezüglich der unerwünschten Nebenwirkungen und der Verträglichkeit deutliche Vorteile auf, was sich günstig auf die Compliance der Patienten auswirkt. Gleichzeitig weisen die SSRI in ihrer antriebs- und unruhefördernden Wirkung auch Nachteile auf.

Bei leichten Depressionen werden sehr häufig – als „natürliche", daher angeblich gefahrlos einzunehmende Präparate (Hypericum Extrakt, z. B. Jarsin, Johanniskraut) verordnet. Dabei wird auf die empirisch belegte Wirksamkeit bei geringen Unverträglichkeiten verwiesen. Heute existieren verschiedene placebokontrollierte Studien, Vergleichsuntersuchen mit synthetischen Antidepressiva sowie Studien an Patienten mit Depressionen unterschiedlicher Schweregrade. Dabei konnten sich Johanniskrautpräparate (angemessen hoch dosiert) z. B. gegenüber Imipramin gut behaupten. Es lässt sich zeigen, dass diese Präparate auf neuronale Transmissionen (Serotonin) einwirken und sich daraus ihre antidepressive Potenz ableiten lässt.

Typische, z. T. gefährliche Nebenwirkungen der Antidepressiva sind Belastungen der Patienten durch Mundtrockenheit, Akkomodationsstörungen,

Tabelle 5: Zielsymptome und Arten häufig verordneter Antidepressiva (nach Benkert, Hautzinger & Graf-Morgenstern, 2008)

Zielsymptome und häufig verordnete Antidepressiva

Im akut depressiven Zustandsbild überwiegen eher Hemmung, Antriebsschwäche, Apathie	Im akut depressiven Zustandsbild überwiegen eher Angst, Unruhe, Agitiertheit
Indikation: Aktivierende, nicht sedierende Präparate	**Indikation: Sedierende (dämpfende) Präparate**
– Jatrosom® (Tranylcypromin – MAOI) – Aurorix® (Moclobemid – MAOI) – Peylyl®, Pertofran® (Desipramin – TZA) – Nortrilen® (Nortriptylin – TZA) – Anafranil® (Climpramin – TZA) – Tofranil® (Imipramin – TZA – Cipramil® (Citalopram – SSRI) – Cipralex® (Excitalopram – SSRI) – Fluctin® (Fluoxetin – SSRI) – Fevarin® (Fluvoxamin – SSRI) – Seroxat® (Paroxetin – SSRI) – Zoloft® (Sertralin – SSRI) – Endronax®, Solvex® (Reboxetin – SNRI) – Cymbalta® (Duloxetin – SSNRI) – Trevilor® (Venlafaxin – SSNRI) – Elontril® (Bupropion – NDRI) – Dogmatil® (Supirid) – Vivalan® (Viloxazin)	– Ludiomil® (Maprotilin – TZA) – Tolvin®, Tolvon® (Mianserin – TZA) – Saroten®, Laroxyl® (Amitriptylin – TZA) – Equilibrin® (Amitriptylinoxid – TZA) – Aponal® (Doxepin – TZA) – Stangyl® (Trimipramin – TZA) – Thombran®, Trittico® (Trazodon – TZA) – Sinequan®, Sinquan® (Docepin – TZA) – Remergil® (Mirtazapin – SSNRI)

Anmerkungen: MAOI = Monoaminoxidase Hemmer, TZA = Trizyklische bzw. Tetrazyklische Antidepressiva, SSRI = Selektive Serotonin Rückaufnahme Hemmer, SNRI = Selektive Noradrenalin Rückaufnahme Hemmer, SSNRI = Selektive Serotonin Noradrenalin Rückaufnahme Hemmer (sogenannte „duale Antidepressiva"), NDRI = Noradrenalin Dopamin Rückaufnahme Hemmer.

Hautallergien, Obstipation, Miktionsstörungen, Blutdruckveränderungen, Tachykardien bzw. Arrhythien, erhöhte Krampfbereitschaft, Leberschädigungen, REM-Rebound, sexuelle Funktionsstörungen, Gewichtszunahme sowie Potenzierung der Effekte von Alkohol. Die meisten Beschwerden sind vorübergehender Natur und treten anfangs und in der Phase der Dosissteigerung auf. Durch ausführliche Erklärungen, das Eingehen auf Bedenken und die Kombination mit Psychotherapie werden die Nebenwirkungen der Medikamente durch die Patienten sehr viel besser toleriert und die Medikamente werden regelgerecht eingenommen. Vor allem bei den trizyklischen Antidepressiva besteht bei einer Überdosierung (z. B. in suizidaler Absicht) ein hohes Letalitätsrisiko, was für die MAO-I und die SSRI nicht zutrifft.

Leitlinien für Pharmakotherapie

Die psychiatrischen Fachgesellschaften geben gegenwärtig folgende Empfehlungen für die pharmakologische Behandlung akuter (unipolarer) Depressionen:

Jeder depressiv erkrankte Patient bedarf einer individuell zugeschnittenen Behandlung, welche Begleiterkrankungen (z. B. Suchtmittelmissbrauch, Komorbidität) und Komplikationen (z. B. Suizidtendenzen) berücksichtigt. Sprechen Patienten nach 4 bis 6 Wochen auf richtig verabreichte (dosiert, eingenommen) Medikation nicht an, dann ist der Wechsel zu einem anderen Antidepressivum, die zusätzliche Gabe von Lithium oder von Antikonvulsiva sinnvoll. Ersterkrankte Patienten sollen nach Remission der Depression die Medikamente bis zu einem halben Jahr einnehmen. Bei sich wiederholenden depressiven Phasen sollte auf sehr viel längere, u. U. fortwährende Einnahme der Medikamente geachtet werden.

Durch die langfristige Einnahme antidepressiver Medikamente (gelegentlich auch Lithium) kann die Gefahr des Wiederauftretens depressiver Symptome und depressiver Episoden vermindert werden (siehe dazu Kap. 5).

4.2 Wachtherapie

Wachtherapie

Eine häufige Ergänzung bei schweren Depressionen im Rahmen der stationären Depressionsbehandlung stellt die Wachtherapie (veraltet: Schlafentzug) dar. Es konnte mehrfach eine (unmittelbare) antidepressive Wirkung für die Wachtherapie belegt werden. Die am meisten angewandte und am besten untersuchte Methode ist die komplette Wachtherapie. Alternativ steht auch die Wachtherapie ab der zweiten Nachthälfte (ab 2 Uhr) zur Verfügung. Dabei werden die Patienten angehalten, die gesamte Nacht und den darauffolgenden Tag (36 bis 40 Stunden) wachzubleiben. Die Erfolgsquoten liegen für die Zeit unmittelbar nach Schlafentzug bei 60 %. Diese Effekte scheinen nicht durch die vorangegangene antidepressive Medikation oder die Akuität der Depression beeinflusst. Die Mehrzahl der bislang vorliegenden Studien zeigt, dass insbesondere bei Patienten mit Antidepressiva-Nonresponse eine Kombination von wiederholtem Schlafentzug unter gleichzeitiger Gabe von Antidepressiva die günstigste Wirkung erwarten lässt.

4.3 Lichttherapie

Lichttherapie

Vor allem saisonal abhängige Depressionen (sog. Winterdepressionen), doch auch monatliche, prämenstruell auftretende dysphorische Störungen können erfolgreich durch regelmäßige Exposition mit Licht (idealerweise 10.000 Lux) behandelt werden. Dazu ist es empfehlenswert, sich täglich über einige Tage bis zu einer Woche am besten während der Morgenstunden für 30 bis 40 Minuten (bei 10.000 Lux) der Lichtquelle auszusetzen. Entscheidend ist, immer wieder für einige Sekunden in die Lichtquelle zu sehen und damit über die Retina und den Sehnerv zentrale Prozesse (u. a. Serotonin, Melatonin) anzustoßen. Bei Winterdepressionen ist es notwendig, diese Behandlungsphasen mehrfach zu wiederholen.

4.4 Elektrokrampftherapie

Elektrokrampftherapie bei sehr schweren Depressionen

Die Wirksamkeit von Elektrokrampftherapie ist vor allem bei akut sehr schweren, behandlungsresistenten Depressionen oder auch bei ausgeprägt motorischer (stuporöser) Symptomatik durch methodisch sorgfältige Evaluationsstudien belegt. Bei der Beachtung der heute üblichen Behandlungstechniken (Vollnarkose) unter Einfluss von unilateraler Elektrodenposition und Stimulation mit Kurzpulsströmen stellt die EKT bei dieser Patientengruppe die einzig mögliche, erfolgversprechende, risikoarme Therapieform dar, die nur zu wenigen unerwünschten Nebenerscheinungen führt und keine irreversible zerebrale Schädigung zur Folge hat.

4.5 Psychologische Interventionen

Bewährte Psychotherapieansätze bei akuter Depression

Zwei psychologische Behandlungsansätze haben sich in den letzten Jahren klinisch durchgesetzt und empirisch bewährt (siehe auch Kap. 5). Dies ist die Interpersonelle Psychotherapie (IPT) und die Kognitive Verhaltenstherapie (KVT). Zwar gibt es zunehmend auch gesprächspsychotherapeutische (GPT) und tiefenpsychologisch-psychodynamisch begründete, fokale Kurzpsychotherapien (STPP), die sich der empirischen Überprüfung stellen, doch ist die Befundlage noch sehr dürftig (es gibt international nur drei kontrollierte Therapiestudien zu STPP bei Depressionen und für die GPT bei akuten Depressionen nur zwei kontrollierte Studien – vgl. de Jong-Meyer et al., 2007). Daher soll im Folgenden nur auf die Interpersonelle Psychotherapie und die Kognitive Verhaltenstherapie eingegangen werden.

4.5.1 Kognitive Verhaltenstherapie (KVT)

Die KVT ist eine problemorientierte, strukturierte, konkrete und spezifische psychologische Behandlung speziell für depressive Störungen. Durch die Kooperation zwischen Patient und Therapeut geht es darum, Probleme zu identifizieren, die individuellen (kognitiven, aktionalen) Blockaden zu erkennen, Alternativen dazu zusammenzutragen und zu prüfen, sowie diese auszuprobieren. Neben der besonderen Beachtung kognitiver Prozesse, gehören verhaltenstherapeutische Elemente, wie Aktivierung, Kompetenzerweiterung, Problemlösen, Übungen im Alltag, Aufbau von Bewältigungsfertigkeiten und Kommunikationsübungen mit zum psychotherapeutischen Repertoire. Eine Übersicht der (möglichen doch entsprechend der individuellen Problemlage anzupassenden) Behandlungsphasen und der therapeutischen Hauptelemente bietet Tabelle 6.

Phasen der Kognitiven Verhaltenstherapie

Tabelle 6: Behandlungsphasen und zugeordnete Behandlungsmethoden der Kognitiven Verhaltenstherapie bei akuter Depression (nach Hautzinger, 2003)

1. Phase	**Schlüsselprobleme benennen**	– Probleme herausarbeiten, Überblick verschaffen, Kriterien: Dringlichkeit, Wichtigkeit – Veränderbarkeit; Bezug zu Intervention herstellen, kognitiv-behaviorale Formulierung
	Aufbau einer therapeutischen Beziehung	– Patienten in negativer Sichtweise akzeptieren, Interesse (aktives Zuhören) – Professionalität (Kenntnis der Störung, Sicherheit), beruhigende Versicherungen – Arbeitsbündnis, empirisches Vorgehen
2. Phase	**Vermittlung des therapeutischen Modells**	– Zusammenhang von Gedanken, Gefühlen und Verhalten anhand der Erlebnisse des Patienten herausarbeiten – Elemente und Struktur der Therapie ableiten und darstellen
3. Phase	**Aktivitätsaufbau**	– Erfolg-Vergnügen-Technik, Wochenplanung – Gestuftes Vorgehen, realistische Standards setzten – Den Ablauf planen: Wie sieht der erste Schritt aus? Welche Hilfen kann es geben?
4. Phase	**Kognitive Techniken** (werden meist schon beim Aktivitätsaufbau eingesetzt)	– Erfassen von negativen Gedanken und Einstellungen – Zusammenhang von negativen Gedanken, Gefühlen und Verhalten verdeutlichen – Kognitionen als Hypothesen, nicht als Fakten akzeptieren lernen – Realitätstestung, Reattribution, alternative Erklärungen finden, Entkatastrophisieren – Pros und Contras, kurzfristige und langfristige Konsequenzen von Einstellungen
5. Phase	**Kompetenztraining**	– Rollenspiele – Kommunikationsübungen (mit Partner/Familie) – Klare Instruktionen – Bezug zu Problemen des Patienten (darf nicht nur dem Therapeuten klar sein!) – Differenzierte, verhaltensbezogene Rückmeldung – Erneutes Üben – Transfer in den Alltag
6. Phase	**Rückfallverhinderung, Notfallplanung**	– Beibehaltung der Interventionen, die besonders geholfen haben – Auslöser von Krisen und Frühsymptome erkennen – Vorbereitung auf Rückschläge, Notfallplan

Grundgedanke der Kognitiven Verhaltenstherapie ist der Zusammenhang von Stimmung (Fühlen), Denken und Handeln (vgl. Abb. 13) wie er aus den

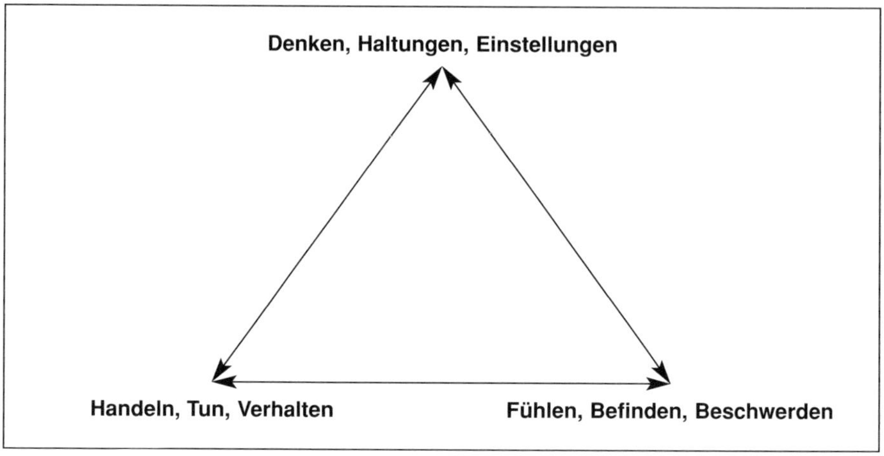

Abbildung 13: Heuristik für die Kognitive Verhaltenstherapie zum Zusammenhang von Handeln – Denken – Befinden

Ziel der KVT bei akuter Depression

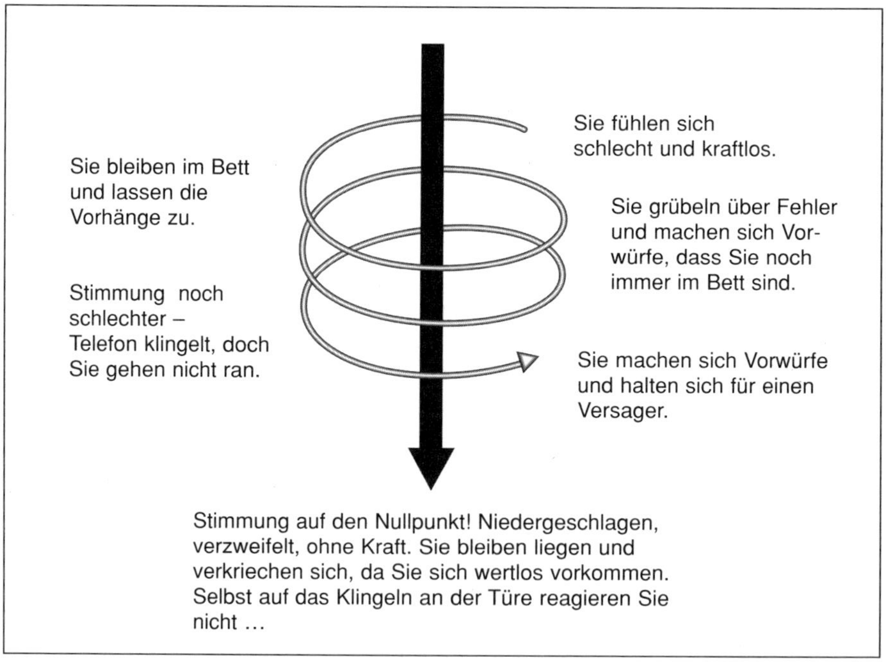

Abbildung 14: Typische Depressionsspirale (abwärtsgerichtete Spirale aus Stimmung, Denken und Verhalten)

Schilderungen und Erfahrungen der Patienten herausgearbeitet wird. Dabei geht es nicht um kausale, sondern um korrelative Beziehungen. Die drei Eckpunkte stehen alle in wechselseitiger Beziehung zueinander, so dass eine negative Stimmung die Aktivität verringert und das Denken einengt, doch auch eine bestimmte Handlung die Stimmung und das Denken verändert oder ein Gedanke (z. B. eine schlechte Erinnerung) das Verhalten lähmen und die Emotionen drücken kann.

Aus den Schilderungen von Patienten lassen sich in der Regel zahlreiche Beispiele für diese Zusammenhänge finden, die auch als nach unten gerichtete Spirale einer sich immer weiter einengenden, trüben, negativen Verfassung aufgefasst werden können (wie in Abb. 14 illustriert).

Ziel und Aufgabe der Kognitiven Verhaltenstherapie ist es, diese depressive Spirale zu stoppen, umzukehren und eine konstruktive Entwicklung einzuleiten. In Umkehrung der Spirale, die in die Depression führt, gilt es durch die KVT auf der Handlungs- und der kognitiven Ebene Veränderungen zu erzielen, die aus der dysphorischen Stimmung herausführen (wie in Abb. 15 illustriert).

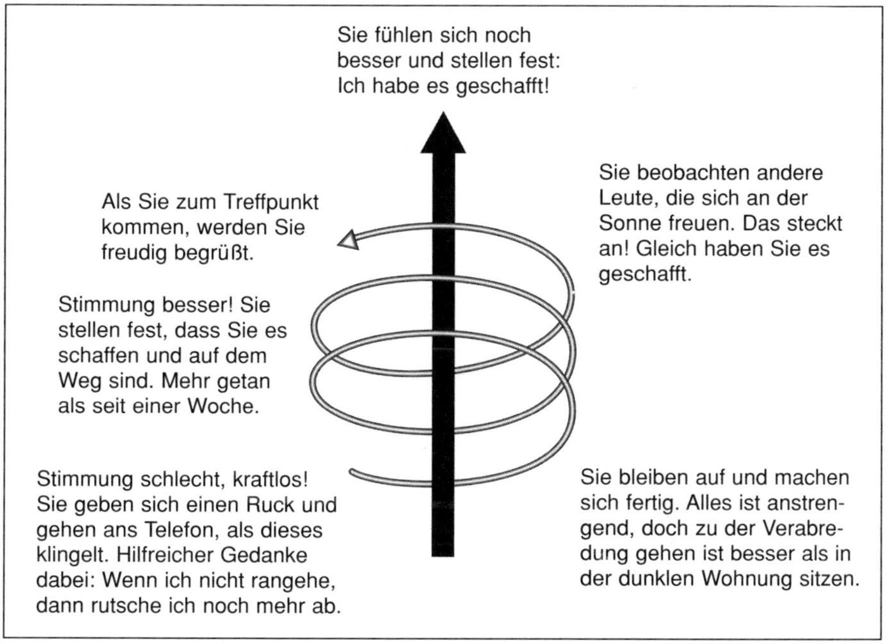

Abbildung 15: Anti-Depressionsspirale (aufwärtsgerichteter Weg aus der Depression aus aufbauendem Denken, entschlossenen Handlungen, Selbstlob und sich bessernder Stimmung)

4.5.1.1 *Therapeutische Grundelemente und professionelle Rahmenbedingungen*

Therapeutische Grundhaltung

Grundlegende Merkmale dieser Psychotherapie akuter Depressionen sind seitens der Therapeuten: Interesse, Bemühen, Neugier, Echtheit und Aufrichtigkeit, Empathie und Verständnis, Akzeptanz und Wärme, doch auch fachliche Kompetenz und professionell-entspanntes Verhalten in der Interaktion. Therapeut und Patient arbeiten zusammen an der Lösung bestimmter Probleme. Dazu strukturieren die Therapeuten den therapeutischen Rahmen, den Inhalt und die Sitzungszeit. Wiederholt fassen sie zusammen, lenken das Gespräch auf zentrale Aspekte und Probleme, geben Rückmeldungen und achten darauf, dass Übungen, Hausaufgaben und eine konkrete Übertragung in die Realität die Sitzung bzw. ein Thema beschließen. Beim Arbeiten an kognitiven Mustern verwirklichen die Therapeuten den sogenannten „sokratischen Fragestil", eine Interaktionsform, die aus gelenkten, offenen Fragen besteht, um den Patienten selbst dazu zu bringen, Widersprüche und den Überzeugungen zuwiderlaufende Erfahrungen zu berichten, zu erkennen und zuzulassen. Dadurch werden Patienten dazu gebracht, selbstständig alternative Sichtweisen und Lösungswege zu überlegen und für eine nachfolgende Prüfung, Erprobung und Einübung bereitzuhaben.

Merke: Erfolgreiche Depressionstherapeuten sind

- problemorientiert und konkret
- strukturiert
- neugierig interessiert
- verständnisvoll und geduldig
- sicher und beruhigend
- aktiv und direktiv
- alltags- und gegenwartorientiert
- bewältigungsorientiert
- informierend und erklärend
- verwenden Zusammenfassungen
- erbitten Rückmeldungen

Sokratische Gesprächsführung

Therapeuten benutzen offene Fragen, um Informationen zu erheben, Zusammenhänge zu erkennen, Ungereimtheiten oder Inkonsistenzen in den Schlussfolgerungen der Patienten aufzuzeigen, ohne diese abzuwerten, bloßzustellen oder sie in die Enge zu drängen. Es werden kurze, prägnante Fragen verwendet, die sich auf unmittelbare Äußerungen des Patienten beziehen und die diesen zu neuen Ansichten, Einsichten und Erkenntnissen verhelfen.

Sokratische Gesprächsführung mit depressiven Patienten:

Geleitetes Entdecken

1. Fragen sollten in der Regel spezifisch und konkret formuliert sein.
2. Fragen, die suggestiv sind oder die mit „ja" bzw. „nein" beantwortet werden können, sind zu vermeiden.
3. Die Fragen sollten nicht von dem gerade bearbeiteten Problem wegführen.
4. Um Patienten nicht in die Defensive zu drängen oder das Gefühl aufkommen zu lassen, man wolle eine Falle stellen, ist ein „Trommelfeuer" von Fragen oder eine Art Kreuzverhör zu vermeiden.
5. Therapeuten erfragen detailliert Informationen über geschilderte Symptome der Patienten (Auftretenshäufigkeit und -intensität).
6. Therapeuten erfragen sehr genau von Patienten geschilderte Situationen und Ereignisse (genauer Zeitpunkt, Ort, Beschreibung des Ortes, Beschreibung der beteiligten Personen und deren Verhalten, Verhalten des Patienten, Hintergrund der Ereignisse).
7. Therapeuten erfragen sehr differenziert gefühlsmäßige und physiologische Reaktionen der Patienten in den geschilderten Situationen (wie war die Stimmung vor, während und nach dem Ereignis? Wie verändert sie sich im Laufe des Tages? etc.).
8. Therapeuten erfragen die Bedeutung eines Ereignisses und die Bedeutung für die Patienten.
9. Therapeuten versuchen, wenn Patienten Schwierigkeiten haben, durch Nachfragen die Situationen plastisch herauszuarbeiten, damit es den Patienten leichter fällt, sich in die Situation neu hinein zu leben.

Die Therapeuten formulieren Fragen um, wenn sie merken, dass die Patienten sie nicht richtig verstehen. Fragen wechseln sich mit reflektierenden Bemerkungen, illustrierenden Beispielen oder zusammenfassenden Sätzen ab. Es werden Fragen benutzt, um Patienten zu helfen, die verschiedenen Aspekte eines Problems zu erkennen. Die Therapeuten benutzen Fragen, um die willkürlichen Schlussfolgerungen und Grundannahmen der Patienten zu prüfen und um alternative Lösungswege eines Problems zu erarbeiten. Es werden Fragen gestellt, um positive und negative Konsequenzen einer geplanten Handlung zu überlegen (z. B. Hausaufgaben zu erledigen, persönliche Aussprachen zu haben, von seiner Arbeit zurückzutreten etc.).

Schlüsselprobleme benennen

Auf zentrale Probleme fokussieren

Therapeuten benennen ein oder zwei Schlüsselprobleme der Patienten. Die Therapeuten erbitten Rückmeldung über ihr Verständnis der Probleme durch die Patienten und erbitten weitere relevante Beispiele zu den Schlüsselproblemen bzw. äußern selbst Hypothesen darüber. Die Schlüsselprobleme werden von den Therapeuten klar umrissen und exakt definiert. Sie bemühen sich, spezielle Gedanken, Annahmen, Bilder, Bedingungen und Verhaltensweisen in Zusammenhang mit Schlüsselproblemen zu identifizieren. Die Therapeuten formulieren vom kognitiv-behavioralen Hintergrund ausgehend Hypothesen und erfragen deren mögliche Relevanz. Weiterhin entwickeln sie mit den Patienten gemeinsam Möglichkeiten der Überprüfung des Wahrheitsgehalts spezieller Hypothesen.

Strukturierung

Agenda und Struktur

Das Gesprächsverhalten der Therapeuten bei der Erstellung der Tagesordnung ist aktiv, ohne dominant zu sein. Die Therapeuten stellen Fragen, regen Themen an, wenn die Patienten sie nicht selbst vorbringen („Wäre das ein Punkt, über den wir sprechen sollten? Könnten wir uns einmal über dieses Thema unterhalten? Lassen Sie uns das doch einmal zum Thema machen. Was halten Sie davon?“ etc.) und stellen Fragen zur Diskussion. Die Therapeuten sind also immer um die Meinung und die Ansicht der depressiven Patienten bemüht und versuchen nicht, für sie zu denken oder gar für sie zu entscheiden. Folgende Verhaltensweisen sollten Therapeuten bei der Erstellung einer Tagesordnung bedenken: Sie erfragen Erkenntnisse, Probleme und Schwierigkeiten der Patienten bei der Hausaufgabendurchführung und schlagen diese eventuell als Punkt der Tagesordnung vor. Die Therapeuten erfragen Erkenntnisse, Eindrücke, Erlebnisse und Probleme der Patienten als Reaktion auf die letzte Therapiestunde und fragen nach bedeutsamen Ereignissen und Erlebnissen der Patienten in der Zeit nach der letzten Therapiestunde.

Die Therapeuten fragen nach Aufgaben und Ereignissen, die auf die Patienten zukommen werden und über welche weiteren Themenbereiche sie sprechen möchten. Die Therapeuten schlagen die Besprechung von Themen vor, die in der letzten Therapiestunde nur sehr kurz oder nicht mehr behandelt werden konnten, außerdem schlagen sie eigene Themenbereiche vor. Die Therapeuten erstellen gemeinsam mit den Patienten eine Prioritätenliste, wobei entschieden wird, welche Themen in dieser Stunde behandelt und welche auf später vertagt werden sollen. Sie legen gemeinsam eine Reihenfolge der in dieser Stunde zu behandelnden Themen fest. Günstig ist es, noch einmal die erarbeiteten Tagesordnungspunkte zusammenzufassen und dann mit der Bearbeitung des ersten Punktes zu beginnen. Die Therapeuten unterbrechen die Patienten, wenn sie wiederholt abschweifen, und führen sie auf das Thema zurück. Die Therapeuten versuchen, die Struktur der Therapiestunde themen- und zeitmäßig einzuhalten. Wenn wesentliche neue Erkenntnisse und/oder bislang nicht bekannte Problembereiche angesprochen werden, sind sie flexibel genug, nicht das Gespräch abzubrechen und zu einem neuen Punkt überzugehen, sondern sie verfolgen dieses neue wichtige Thema zielorientiert weiter. Die Therapeuten unterbrechen längere Schweigephasen der Patienten.

Übungen zwischen den Sitzungen, Hausaufgaben

Didaktische Elemente: Zusammenfassung, Rückmeldung, Hausaufgaben

Die Therapeuten schlagen Übungen und Hausarbeiten in konkreter Weise vor. Sie fragen Patienten nach möglichen Hausarbeiten zu einem bestimmten Thema. Verschiedene Alternativen an Hausarbeiten werden zusammengetragen. Die Therapeuten geben Begründungen für Sinn und Zweck von Aufgabenvorschlägen. Die Patienten werden über ihre Meinung hinsichtlich einer Übung bzw. der Aufgabenalternativen befragt (Kooperation zwischen Therapeut und Patient). Die Durchführung einer Hausarbeit wird als „Experiment" dargestellt (z. B. um verschiedene Sichtweisen (Hypothesen) zu klären und zu einer Entscheidung zu kommen). Materialien zur Durchführung einer Hausaufgabe werden gegeben bzw. erstellt. Die Therapeuten verstärken die Bereitschaft, Übungen durchzuführen oder Ideen für Hausarbeiten zu liefern.

Zusammenfassungen

Die Therapeuten rekapitulieren und reformulieren ab und zu die Probleme, an denen während der Stunde gearbeitet wird. Sie fassen die speziellen Themen und Maßnahmen im Bezug auf ein bestimmtes Problem zusammen oder bitten die Patienten, dies zu tun. Sie fassen Fortschritte der Patienten im Vergleich zu früheren Phasen der Therapie bei der Analyse und Bearbeitung eines Problems zusammen. Die Therapeuten erbitten eine Zusammenfassung am Ende der Stunde bzw. geben selbst eine. Ferner lassen sie am Ende einer Stunde die Patienten die aufgegebenen Hausaufgaben kurz zusammenfassen.

Rückmeldung

Erläuterungen und Information wichtig

Die Therapeuten erbitten Rückmeldung zur Therapiestunde und zu den Hausaufgaben. Sie erfragen am Ende der Sitzung Eindrücke und Gefühle der Patienten zur Therapiestunde und zum eigenen Verhalten. Die Therapeuten achten auf ungewöhnliche verbale und nonverbale Reaktionen der Patienten (ungewöhnliche Begriffe, Laute, mimische und gestische Reaktionen etc.) und sprechen darüber. Die Therapeuten geben wiederholt den Patienten Rückmeldung über ihr Verständnis der geschilderten Problemsituationen, Gefühle usw. in Form von Kurzwiederholungen (z. B. „Ich versteh das jetzt so ..."). In bestimmten Situationen erfragen die Therapeuten die Ansichten und Meinungen der Patienten zur Anwendung bestimmter therapeutischer Vorgehensweisen. Sie erbitten Rückmeldung, wenn sie selbst bestimmte Probleme und Ansichten der Patienten aus ihrer Sicht (Verständnis) wiedergegeben haben und die Patienten sich nicht spontan dazu äußern.

Psychoedukation und Information

Zu den Grundfertigkeiten der Psychotherapeuten gehören Kenntnisse der antidepressiven Pharmakotherapie (siehe Kap. 4.1), die Berücksichtigung und Abschätzung der aktuellen Lage (u. a. Suizidalität – siehe Karte „Indikatoren für akute Suizidalität" im Anhang des Buches), die Leistungs- und Belastungsfähigkeit eines Patienten und die darauf bezogene Abstimmung aller therapeutischen Schritte. Zu Beginn der therapeutischen Arbeit, aber auch in Krisen und depressiven Phasen während der Therapie haben *„beruhigende Versicherungen"*, aktuelle *Entlastungen* und kurzfristige Vorgaben ihre vorrangige Berechtigung.

Beruhigende Versicherungen schaffen Vertrauen

Beruhigende Versicherungen gegenüber akut depressiven Patienten:
• Depressionen sind häufige und viele Menschen betreffende Erkrankungen. • Depression ist keine Willensschwäche, sondern ein Depressiver „kann" nicht. • Ursachen einer Depression sind vielfältig und bekannt. • Depressionen sind gut und erfolgreich behandelbar. • Es stehen zahlreiche Behandlungsoptionen zur Verfügung. • Die Wahrscheinlichkeit der vollständigen Genesung ist hoch.

Es ist weiterhin wichtig, die Patienten und die Angehörigen über die Depression aufzuklären, Missverständnisse auszuräumen, Prognose und Verlauf darzustellen sowie über die Behandlungsmöglichkeiten zu informieren. Das zuvor dargestellte Wissen zur Depression kann dafür benutzt und erläuternd vorgestellt werden. Durch diese Psychoedukation werden Ängste ausgeräumt und die Kooperation bei der Psychotherapie wird verbessert. Zur Unterstützung dieser Aufklärung ist es hilfreich, den Betroffenen und ihren Angehörigen die Informationen auch schriftlich mitzugeben. Es liegen verschiedene Informationsbroschüren und Texte vor (u. a. Hautzinger, 2006). Die Abbildung 11 (vgl. S. 39) kann in vereinfachter Form (vgl. Anhang, S. 92) im Rahmen der Erläuterung von Ursachen einer Depression benutzt und gemeinsam mit den Patienten erarbeitet werden.

4.5.1.2 Verhaltensänderung und Kompetenzerweiterung

Die offensichtlich wichtigsten und hilfreichsten Elemente einer Depressionstherapie richten sich auf das Verhalten, das Handeln und das Tun. Neuere Studien zeigen, dass insbesondere die „behavioralen Therapieelemente", insbesondere bei schwereren Depressionen zu deutlich rascheren und dauerhaften Effekten führen. Hierbei kommen Elemente zum Einsatz, durch die eine direkte Verhaltensbeeinflussung, unmittelbare Hilfe, rasche Veränderungen und Erleichterungen, vermehrte positive Erfahrungen und die Behebung von Verhaltensdefiziten erreicht werden können.

Verhalten und Tun als zentrale und entscheidende Therapieelemente

Ziele, die mit diesen Elementen verfolgt werden, sind: (1) Durchbrechen des Teufelskreises von Inaktivität, Passivität, Rückzug und depressiven Symptomen; (2) Aufbau von Handlungen und positiven Aktivitäten; (3) Unterbrechung und Ablenkung von Grübeleien und Gedankenkreisen; (4) Erwerb von neuen Fertigkeiten und Bewältigungsressourcen, um depressives Verhalten und Rückfälle weniger wahrscheinlich zu machen; (5) Rollenspiele, Aktivitätsaufbau und verhaltensorientierte Aufgaben liefern in Form von „Experimenten" und Realitätsprüfungen" wichtige Informationen u. a. für die kognitiven Interventionen.

Tagesstrukturierung und positive Aktivitäten

Tagesstrukturierung, Aufbau positiver Tätigkeiten

Mit zu den ersten therapeutischen Maßnahmen bei akut depressiven Patienten (sowohl im stationären wie im ambulanten Rahmen) gehört es, auf der konkreten Handlungsebene erste Versuche der Aktivierung zu starten, um damit früh positive Erfahrungen und Verstärkung durch die Therapie zu erreichen. Beim Aktivitätsaufbau geht es einerseits um die Steigerung bzw. den Wiederaufbau positiver Erfahrungen und Aktivitäten, andererseits um die Reduktion eines Übermaßes an negativen, belastenden Erfahrungen. Wichtigstes Instrument dabei ist der Wochenplan (vgl. Vorlage im Anhang, S. 93). Wird der Patient in einer Anfangsphase gebeten, in Form einer täglichen Selbstbeobachtung der Aktivitäten und Ereignisse dieses Protokoll auszufüllen, so dient es später auch dazu, die Tage zu strukturieren und Aktivitäten zu planen.

Viele Patienten machen den Fehler, dass sie sich und die Ereignisse nicht genau beobachten, zu große Zeiträume beurteilen und für die Befindensbeurteilung nur die Kategorien „gut – schlecht" verwenden. Mit diesem Herangehen gelingt es Depressiven leicht, sich selbst und oft den Therapeuten zu demonstrieren, dass es einem immer schlecht geht, nichts oder immer dasselbe passiert. Diese Art Selbstbeobachtung ist ungeschickt und in keiner Weise zielführend. Daher ist es erforderlich, Patienten anzuhalten, Stunde für Stunde die Ereignisse und Tätigkeiten zu notieren und für diesen Zeitraum auch die Stimmung auf einer mehrstufigen Skala zu notieren. Mehrfach am Tag (etwa alle 3 bis 4 Stunden) sollen Patienten stichwortartig die Ereignisse, die Aktivitäten und Handlungen während einer Stunde in die Kästchen des Wochenplans (oder eines Tagesplans) fortlaufend über den Tag eintragen. Dazu sollen sie außerdem ihre Stimmung während jeder Stunde z. B. mittels ++ für sehr gute Stimmung, + für gute Stimmung, – für schlechte Stimmung, – – für sehr schlechte Stimmung und +/– für eine

Weder-noch-Stimmung markieren. Denkbar ist auch die Verwendung des Schulnotensystems zur Befindensbeurteilung in jeder Stunde. Nur auf diese Art und Weise gelingt es Stimmungsvariationen, Muster bei den Stimmungstiefs sowie den Einfluss, den Aktivitäten bzw. Ereignisse auf das Befinden haben, zu erkennen.

Konnten mit den Patienten gemeinsam anhand der Aufzeichnungen im Wochenplan der Zusammenhang von Handeln, Tun und Befinden sowie Stimmung herausgearbcitet werden, dann gilt es als nächstes, persönlich wichtige, verstärkende Aktivitäten zusammenzutragen, damit diese vermehrt in den Alltag eingebaut werden können.

Eine Liste möglicher Verstärker und angenehmer Aktivitäten (es sind zahlreiche Listen im Umlauf bzw. in den Therapiemanualen zu finden – vgl. Hautzinger, 2000, 2003) hilft, in dieser Phase genügend Ideen und Anregungen für diese allmähliche, sukzessive Steigerung der Aktivitäten verfügbar zu haben. Ziel dieser Sammlung ist es eine ganz persönliche Liste verstärkender, angenehmer Aktivitäten zusammenzustellen (siehe ein Beispiel in Abb. 16) und diese dann allmählich in den Alltag mit Hilfe des Wochenplans einzubauen.

1. Tagträumen
2. In der Sonne ein Nickerchen machen
3. Camping machen
4. Im Netz surfen
5. Telefonieren
6. Mit dem Zug fahren
7. Bei Amesty International mitarbeiten
8. Computer spielen
9. Ins Thermalbad gehen
10. Nachdenken
11. Kinder, Enkel treffen
12. In der Eckkneipe Leute treffen
13. Eine neue Person kennenlernen
14. Naschen
15. Grillen
16. Elegante Kleidung tragen
17. Einkaufsbummel machen (ohne zu kaufen)
18. Krankenbesuch machen
19. Schwätzchen halten
20. Jemanden loben
21. Guten Wein trinken
22. Klaviermusik hören
23. Bücherei besuchen und in Büchern schmökern
24. Zeitung lesen
25. Feuer anzünden

Abbildung 16: Persönliche Liste angenehmer Aktivitäten (Beispiel)

Patienten, die trotz ihrer Depression einen „vollen“ Tag haben, muss oft erst geholfen werden, zu erkennen, dass die bisherigen Aktivitäten „Pflichten“, wenig geliebte, nicht verstärkende Handlungen sind, eingeschränkt und reduziert werden müssen, um Platz für verstärkende, Stimmung aufhellende Aktivitäten zu schaffen. Eine Möglichkeit ist, in den Wochenplan bereits alle „Pflichten“ bzw. unangenehmen Tätigkeiten der nächsten Tage einzutragen (und die Stundenkästchen „rot“ zu markieren). Es ist dann die Aufgabe, pro Tag genauso viele Stunden mit angenehmen Aktivitäten zu füllen, wie mit Pflichten bzw. Unangenehmem gefüllt sind. Markiert man die angenehmen Stunden „blau“, dann sollten sich die roten und blauen Stunden über den Tag hinweg abwechseln bzw. dieselbe Fläche pro Tag ausmachen.

Balance von Pflichten und angenehmen Tätigkeiten

Diese Liste angenehmer Aktivitäten kann auch als „Test“ eingesetzt werden, indem die Patienten gebeten werden, jede in der Liste enthaltene Aktivität nach der Annehmlichkeit („Wie angenehm ist jede Aktivitäten für Sie?“) zu beurteilen. Für die Therapie besonders relevant, d. h. Stimmung aufhellend, sind hoch angenehme Aktivitäten, die selten, nie oder schon lange nicht mehr durchgeführt wurden. Diese sind dann, ohne Überforderung der Patienten, allmählich in den Alltag einzubauen. Es hat sich als günstig erwiesen, wenn während dieser Phase des Aktivitätsaufbaus bzw. der besseren, befindensfreundlicheren Tagesstrukturierung der Wochenplan konstant weitergeführt wird. Darin sollten dann die geplanten und die zusätzlich unternommenen angenehmen Aktivitäten, doch auch alle anderen Tagesereignisse und die Stimmung eingetragen werden. Diese Protokollierung muss dann in den Therapiesitzungen verstärkt, besprochen und u. U. verändert werden. Aus diesen Wochenplänen erfährt man neben den Stärken, Ressourcen und Fortschritten sehr zuverlässig die Probleme im Alltag, wiederkehrende Konflikte, Stimmungseinbrüche, Unsicherheiten und Verarbeitungsmuster.

Verbesserung sozialer Kompetenz

Die sozialen Beziehungen sind bei depressiven Patienten häufig belastet. Soziale Kontakte sind verkümmert, soziales Verhalten ist gehemmt und reduziert. Bei vielen Patienten reicht allein die Behebung der Depression nicht aus, um dieses Brachliegen der sozialen Interaktionen und Interaktionsfähigkeiten zu überwinden. Der Aufbau und die Verbesserung von sozialer Sicherheit, Kontaktverhalten, Kommunikationsfertigkeiten und partnerschaftlichen Problembewältigungsfertigkeiten gehört daher mit zu einer erfolgversprechenden kognitiven Verhaltenstherapie. Die wesentlichen Mittel dabei sind das Rollenspiel und die Verhaltensübung, die Einbeziehung des Partners und der Familie.

Verbesserung von sozialer Sicherheit, Kontaktverhalten, Kommunikationsfertigkeiten

Durch dieses Behandlungselement sollen die Patienten in die Lage versetzt werden, ihre persönlichen Wünsche und Ansprüche in der sozialen Umwelt angemessen durchzusetzen. Dazu gehört, dass die Patienten eigene Wünsche und Ansprüche erkennen, benennen und akzeptieren lernen. Es ist ferner nötig, auch die Bedürfnisse der Sozialpartner bzw. die Besonderheiten der sozialen Situation wahrzunehmen, anzuerkennen und mit in die Handlungsplanung einzubeziehen. Da depressive Patienten sich selbst und ihrer Umwelt häufig sehr negativ und verbittert gegenüberstehen und es nicht fertigbringen, positive Äußerungen zu machen, ist es zunächst nötig, mit den Patienten positive selbstbezogene und partnerbezogene Äußerungen (z. B. Komplimente, Selbstlob, äußern positiver Gefühle) zu trainieren. Ähnlich wichtig ist die Fertigkeit, soziale Kontakte, Gespräche und Aktivitäten selbstständig zu initiieren, aufrechtzuerhalten, eigene Interessen einzubringen und zu gestalten. Wiederholte, zunächst vorsichtig beginnende und sich allmählich steigernde Rollenspiele (mit Videoaufzeichnung) sind hier das zentrale therapeutische Vorgehen.

Das Rollenspiel einer bestimmten Situation wird mit der ständigen Verstärkung und den erforderlichen Korrekturen solange geübt, bis das vorher festgelegte Ziel erreicht ist. Elemente sozial kompetenten Verhaltens sind im Kasten zusammengefasst. Schon bei der Herausarbeitung einer im Rollenspiel bearbeitbaren Situation sollte darauf geachtet werden, dass die Verhaltensweisen später in die Realität übertragen werden können. In-vivo-Übungen sind daher eine wichtige Ergänzung der Rollenspiele. Die Übertragung in die Realität stellt oft eine große Hürde dar. Bei den anfänglichen Übungen in der Lebenswelt der Patienten ist auf eine nicht überfordernde, zu Misserfolgen führende Aufgabenstellung zu achten. Mögliche Hindernisse und Schwierigkeiten sind vorab zu klären. Nur die im Rollenspiel bereits gut beherrschten Verhaltensweisen in Situationen, bei denen die Sozialpartner eher mit Zustimmung, denn mit Ablehnung reagieren, sollten Gegenstand der Hausaufgaben werden.

Merkmale selbstsicheren Verhaltens

Beurteilung sozial kompetenten Verhaltens

Eine Voraussetzung für die Verbesserung sozialer Fertigkeiten ist die adäquate und realistische Einschätzung der Stärken und Schwächen eines Patienten im sozialen Umgang mit anderen Menschen. Neben der Erfassung der individuellen Zielvorstellungen ist dies die Grundlage für die Entscheidung, welche Inhalte und Methoden zur Verbesserung der sozialen Kompetenz gewählt werden.

Bei der direkten Beobachtung des Patientenverhaltens sollte man sich an folgenden Kriterien orientieren.

1. Verbale Komponente (Fragen stellen, beantworten, Gefühle ausdrücken, auf andere eingehen, loben).
2. Nonverbale Komponente (Stimmlage, Stimmvolumen, Flüssigkeit, Blickkontakt).
3. Motorisches Verhalten (Gestik, Mimik, Körperhaltung, unruhige, zappelige, fummelnde Bewegungen).
4. Interaktive Komponenten (zuhören, verstehen, wahrnehmen).

5. Inhaltliche Komponente (Ich vs. Man-Äußerungen, komplizierte vs. einfache Sätze).

Es sollte nie auf alles gleichzeitig eingegangen werden. Aufgabe ist es, ermutigend, aufbauend und verstärkend zu sein. Ideal sind kurze Rollenspiele und zahlreiche Wiederholungen mit kleinen Verbesserungen.

Verbesserung partnerschaftlicher Kommunikation

Einbezug des Partners

Probleme im Bereich sozialer Interaktionen ergeben sich häufig durch Schwierigkeiten im Umgang mit engen Sozialpartnern, der Familie und dem Ehepartner. So sind Menschen mit Depressionen im Umgang mit engen Bezugspersonen häufig verbittert, reizbar, ablehnend, passiv, klagsam, pessimistisch, lustlos und äußern negative Zukunftserwartungen. Dies führt leicht zu Entmutigung, Rückzug und Entfremdung zwischen den Partnern und Familienangehörigen. Es ist daher im Rahmen einer Depressionstherapie oft nötig, – unter Einbeziehung der Angehörigen – das Interaktions- und Kommunikationsverhalten zwischen Familienmitgliedern und Partnern zu bearbeiten. Auch hier hat sich das Üben an konkreten Situationen und Verhaltensweisen bewährt. Wichtige Bestandteile partnerschaftlicher Gespräche (vgl. Kasten) sind (a) aktives, aufmerksames und akzeptierendes, verstärkendes Zuhören, (b) richtiges Verstehen, Wahrnehmungsprüfungen, Informationssuche durch Rückfragen, (c) Paraphrasieren, (ohne zu analysieren bzw. zu interpretieren) Wiederholen der Partneräußerungen mit eigenen Worten, (d) Mitteilung der eigenen Gefühle und Empfindungen in Bezug auf die Partneräußerungen, (e) Verstärkung von positivem Verhalten, Aufbau von positiven Kommunikations- und Interaktionselementen (f) äußern von Störungen, Kritik ohne Vorwurf und (g) Kompromisse herausarbeiten. Diese Übungen sind durch häufigen Rollenwechsel der Partner bzw. der Familienangehörigen gekennzeichnet.

Regeln für reziproke und partnerschaftliche Kommunikation

Regeln für partnerschaftliche Kommunikation und Interaktion

- Aktives Zuhören.
- Rückfragen, Informationssuche.
- Paraphrasieren.
- Gefühle des Gegenüber ansprechen.
- Eigene Gefühle ansprechen.
- Verstärkung positiven Verhaltens des Gegenüber.
- Ohne Vorwürfe Kritik, Störungen anmelden.
- Konflikte besprechen (aktives Zuhören, paraphrasieren).
- Kompromiss suchen und herausarbeiten.
- Lieber Interaktion abbrechen, anstatt es zur Eskalation kommen zu lassen.

Aus diesen Kompetenz- und Kommunikationsübungen ergeben sich zahlreiche, konkrete Gelegenheiten, über Befürchtungen, Einstellungen, Attributionen usw. zu sprechen, diese genauer zu erkennen und parallel einer Bearbeitung (mittels kognitiver Methoden) zuzuführen. Hierbei hat sich ein Gruppensetting bewährt. Sollte es irgendwie möglich sein (meist leichter im stationären Rahmen), sollte die Arbeit an sozialen Fertigkeiten getrennt von einer Einzeltherapie in einer speziellen Gruppe durchgeführt werden. Dabei können an einer entsprechenden Gruppe zum Training sozialer Kompetenz auch Patienten mit anderen Störungsbildern teilnehmen.

4.5.1.3 Kognitive Methoden

Zusammenhang von Denken, Fühlen und Handeln erkennen

Vorbereitend für die Anwendung kognitiver Methoden ist eine verständliche und an den persönlichen Erfahrungen des Patienten ansetzende Information und Erklärung dessen was Kognitionen sind, welche Rolle sie spielen und welche Auswirkungen sie für das emotionale Erleben und Verhalten haben. Grundsätzlich ungünstig ist es, den depressiven Patienten unterstellen zu wollen, dass sie falsch oder irrational denken. Die automatisch ablaufenden kognitiven Prozesse sind das Ergebnis von Lernen und Sozialisation, nicht der Ausdruck von Absicht oder Unvermögen. Trotz allem kann man bei genauer Analyse zu dem Urteil kommen, dass bestimmte kognitive Mechanismen unlogisch, verzerrt und situationsunangemessen sind. Depressive unterlaufen aufgrund ihrer Krankheit und aufgrund der persönlichen Lerngeschichte in bestimmten Lebensbereichen unterschiedliche gedankliche Verzerrungen (vgl. Tab. 7). Es ist therapeutisch hilfreich, mit den Patienten die für sie zutreffenden Verzerrungen zu benennen und ihnen so eine Hilfe an die Hand zu geben, im Alltag emotionale Einbrüche auf die kognitiven Blockaden zurückzuführen. Wesentlich ist dann, die Art und Weise des Denkens in ganz konkreten Zusammenhängen zu erkennen, die Verbindung des Denkens zu den Gefühlen und körperlichen Symptomen herauszufinden und immer wieder die Adäquatheit und den Realitätsgehalt der Gedanken zu hinterfragen bzw. zu testen.

Entdecken, Protokollieren automatischer Gedanken als erster Schritt

Der erste Schritt zur Bearbeitung kognitiver Prozesse ist daher die Entdeckung, das Beobachten und Protokollieren von automatischen Gedanken in relevanten und zentralen Problembereichen. Ausgangspunkt dabei sind die Empfindungen, Gefühle und Stimmungen, auch Beschwerden in einem konkreten Zusammenhang, etwa einer Situation oder einer Sensation, also internen und externen Auslösern. Der Patient soll sich die auslösende Sache nochmals genau vorstellen und seine Gefühle zurückerinnern. Während dies geschieht, bitten die Therapeuten die Patienten alles zu äußern, was ihnen zu dieser Vorstellung einfällt, durch den Kopf geht, bildhaft erscheint usw. Bevorzugt benützt man für das Festhalten dieser Kognitionen das „Tagesprotokoll für negative Gedanken“ (vgl. Anhang, S. 94), das aus fünf Spalten besteht: Auslösender Reiz, Situation/Gefühle, Empfindungen/automatische

Tabelle 7: Gedankliche Verzerrungen und idiosynkratische Denkfehler vieler Depressiver

Alles-oder-nichts-Denken	Du siehst alle Dinge in Schwarz-Weiß-Kategorien. Sobald deine Leistung nicht ganz so perfekt ist, siehst du dich als totalen Versager an.
Übertriebene Verallgemeinerung	Du siehst ein einzelnes negatives Ereignis als Modell einer unendlichen Serie von Niederlagen.
Geistiger Filter	Du greifst dir ein einzelnes negatives Detail heraus und suhlst dich ausgiebig darin, so dass dein gesamtes Wirklichkeitsbild getrübt wird, genauso, wie ein Tropfen Tinte einen ganzen Becher Wasser einfärbt.
Abwehr des Positiven	Du weist positive Erfahrungen ab, indem du darauf bestehst, dass sie aus irgendeinem Grund „nicht zählen". Auf diese Weise kannst du deine negative Grundüberzeugung aufrechterhalten, die ganz im Gegensatz zu deinen alltäglichen Erfahrungen steht.
Voreilige Schlussfolgerungen	Du gelangst zu negativen Interpretationen, auch wenn keine unumstößlichen Tatsachen vorhanden sind, die deine Schlussfolgerung erhärten können. – *Gedankenlesen:* Du bildest dir ein, dass dir jemand ablehnend gegenübersteht, und machst keinerlei Anstalten, dir darüber Klarheit zu verschaffen. – *Falsche Vorhersagen:* Du erwartest, dass die Dinge sich ungünstig entwickeln werden, und du bist überzeugt, dass deine Vorhersage eine bereits feststehende Tatsache ist.
Über- und Unterteibung	Du überschätzt die Wichtigkeit bestimmter Dinge (zum Beispiel einen deiner Fehler oder die Leistung eines anderen) oder unterschätzt andere Aspekte so stark, dass sie schließlich ganz winzig erscheinen (zum Beispiel deine eigenen Fähigkeiten oder die Schwächen anderer Leute).
Emotionale Beweisführung	Du nimmst an, dass deine negativen Gefühle notwendigerweise genau das ausdrücken, was wirklich geschieht: „Ich fühle es, also muss es wahr sein."
Wunschaussagen	Du versuchst, dich mit Aussagen wie „man sollte" oder „man sollte nicht" zu motivieren. Anforderungen, wie „man muss" oder „es hätte sich gehört" gehören ebenfalls dazu. Durch den Druck, der dadurch entsteht, fühlst du dich aber teilnahmslos.
Etikettierungen	Hierbei handelt es sich um eine besonders übertriebene Form der Verallgemeinerung. Anstatt dir über deinen Irrtum klarzuwerden, drückst du dir ein negatives Etikett (Selbstbeschreibung) auf. Es lautet: „Ich bin ein ewiger Verlierer". Wenn das Verhalten eines anderen bei dir Anstoß erregt, gibst du ihm ein negatives Etikett: „Er ist ein Vollidiot!". Falsches Etikettieren bedeutet, ein Ereignis mit einer ungenauen und emotional aufgeladenen Sprache zu beschreiben.
Dinge persönlich nehmen	Du glaubst, für ein negatives äußeres Ereignis verantwortlich zu sein, obwohl du damit in Wirklichkeit gar nichts zu tun hast.

Gedanken/alternative, angemessene Gedanken/erneutes Gefühlsurteil aufgrund der alternativen, angemessenen automatischen Gedanken. Das anfängliche Beobachten und Protokollieren automatischer Gedanken füllt die ersten drei Spalten dieses Arbeitsblattes. Patient und Therapeut lernen auf diese Weise zu erkennen und zu benennen, welche automatischen Gedanken, welche kognitiven Fehler und immer wiederkehrenden Themen im Zusammenhang mit bestimmten Auslösern auftreten.

Eine Vielzahl von kognitiven Techniken (vgl. Tab. 8) ist vorgeschlagen worden (Pössel & Hautzinger, 2009), um die so zutage tretenden automatischen Gedanken und Themen, später auch die Grundüberzeugungen zu beeinflussen. Grundlage all dieser Strategien ist das geleitete Entdecken durch

Zahlreiche kognitive Techniken verfügbar

Tabelle 8: Kognitionsverändernde Techniken

	Gedankliche Verzerrungen	Kognitive Interventionen
Über-generalisierung	Wenn es in einem Fall stimmt, dann trifft es in jedem ähnlichen Fall auch zu.	Aufdecken der mangelhaften Logik. Suche nach Kriterien, welche Fälle „ähnlich“ sind bzw. in welchem Ausmaß sie es sind.
Selektive Abstraktion	Die einzigen Ereignisse, die zählen, sind Misserfolge, Entbehrungen usw. Man sollte sich an Irrtümern und Schwächen messen.	Man lasse den Patienten Buch führen, um die von ihm/ihr unbeachteten Erfolge identifizieren zu können.
Übertriebenes Verantwortungs-gefühl	Ich bin verantwortlich für jedes Misslingen, Versagen usw.	Reattribuierung, alternative Erklärungen zusammentragen.
Annehmen einer zeitlichen Kausalität, Vorhersage ohne zeitlich Evidenz	Wenn es in der Vergangenheit zutraf, wird es immer zutreffen.	Aufdecken der mangelhaften Logik. Benennen von Faktoren, die das Ergebnis ungeachtet früherer Ereignisse beeinflussen können.
Bezugnahme auf die eigene Person	Ich stehe im Mittelpunkt der allgemeinen Aufmerksamkeit.	Benennen von Kriterien, um festzustellen, wann und unter welchen Bedingungen der Patient im Mittelpunkt der Aufmerksamkeit steht.
Katastro-phisieren	Denke immer an das Schlimmste. Es wird dir sicher zustoßen.	Kalkulieren realistischer Wahrscheinlichkeiten. Konzentration auf Ereignisse, bei denen nicht das Schlimmste eintraf.
Dichotomes Denken	Es gibt nur zwei extreme Beurteilungskriterien (schwarz oder weiß, gut oder schlecht).	Demonstrieren, dass Ereignisse anhand eines Kontinuums beurteilt werden.

geschicktes Fragen des sokratischen Interaktionsstils, wie es oben (s. S. 52) bereits beschrieben wurde. Wesentliche Methoden für die Änderung kognitiver Muster sind: Überprüfung und Realitätstesten, Experimentieren, Reattribuierung, kognitives Neubenennen, Alternativen finden, Rollentausch, Kriterien prüfen, Was-ist-wenn-Technik, Übertreiben, Entkatastrophisieren, Vorteile-Nachteile benennen usw.

Änderung kognitiver Muster: ein langsamer Prozess

Der Prozess der Änderung kognitiver Muster ist meist ein langsamer, mit vielen Rückschlägen. Die alten, gewohnten Denkmuster greifen, vor allem in belastenden, kritischen Situationen rasch (automatisch) und determinieren das emotionale Erleben. Die neuen Einstellungen und Denkweisen müssen geübt und wiederholt angewandt werden, bevor daraus neue automatische Gedanken bzw. Grundüberzeugungen werden. Über viele Therapiesitzungen und Monate des selbstständigen Übens durchlaufen Patienten daher immer wieder die Schritte: Negative Stimmung wahrnehmen, auf Auslöser beziehen, automatische Gedanken erkennen, zentrale negative Gedanken hinterfragen und umformulieren. Dabei sollen Patienten allmählich die zunächst von Therapeuten angewendeten Techniken selbstständig auf sich anwenden lernen.

Im Laufe des Bearbeitens situationsnaher, sogenannter „automatischer Gedanken" erkennt man allmählich kognitive Muster und wiederkehrende Überzeugungen. Diese bezeichnet man auch als „Grundannahmen" oder Überzeugungen, Regeln und Pläne, die handlungssteuernd wirken. Diese Grundannahmen sind bei Patienten häufig sehr extrem ausgestaltet, rigide formuliert und dysfunktional für die Problembewältigung. Als diagnostische Hilfe, um an diese kognitive Ebene heranzukommen, kann die „Skala dysfunktionaler Einstellungen" (Hautzinger, Joorman & Keller, 2006) verwendet werden. Diese Grundüberzeugungen sind in ähnlicher Weise wie automatische Gedanken, z. B. mittels des Protokolls negativer Gedanken, durch Einsatz sokratischen Hinterfragens, durch Neuformulieren und Realitätsprüfen, verändernd zu bearbeiten.

4.5.1.4 Vorbereitung auf Krisen, Notfallplanung, Erfolgsicherung

Notfallplanung, Krisen meistern lernen

Patienten sollen durch die kognitive Verhaltenstherapie in die Lage versetzt werden, mit zukünftigen depressiven Beschwerden, Krisen und möglichen Rezidiven selbstständig umzugehen. Dazu werden gegen Therapieende die Patienten darauf vorbereitet. Es wird trainiert, das bislang Gelernte verfügbar zu haben und bei Belastungen anzuwenden. Es werden wahrscheinliche Belastungen und Krisen angesprochen und die Möglichkeit der selbst gesteuerten Überwindung durchgesprochen. Entscheidend ist es, den Patienten die in der Therapie verwendeten Materialien mitzugeben, um sie als zukünftige Hilfsmittel verfügbar zu haben. Bewährt hat sich, mit Patienten bereits einen Notfallplan mit mehreren Schritten und abgestuften Maßnahmen festzulegen und schriftlich festzuhalten.

Als günstig erwiesen hat sich ferner, die Therapiekontakte allmählich auszublenden, immer größere Abstände zwischen den Sitzungen zu wählen und über einen Zeitraum von einem Jahr (oder länger) bei Krisen und Stimmungseinbrüchen des Patienten verfügbar zu sein. Durch diese „Booster"-Sitzungen können aktuelle Rückschläge bearbeitet und mit den bereits erworbenen Strategien bewältigt werden. Oft reicht die therapeutische Unterstützung, die gemeinsame Problemanalyse und Planung der Problembewältigung in einer Sitzung aus, um auf den neuen, nicht depressiven Weg zurückzufinden.

4.5.1.5 Gruppentherapie bei akuter Depression

Gruppentherapie für Jugendliche und für Ältere

Gruppentherapie ist vor allem im stationären Rahmen eine weitverbreitete psychotherapeutische Behandlungsform akut depressiver Patienten. Ziele derartiger Gruppentherapien mit depressiven Patienten sind: Schaffung von Zusammengehörigkeit und Kohäsion, Vertrauen und Offenheit, soziale Unterstützung, kooperative Arbeitshaltung; Vermittlung eines realistischen Krankheitsmodells mit der Betonung der Mitwirkung der Patienten beim Veränderungsprozess; Konkretisierung von Zielen und Teilschritten; Förderung der Einsicht in Zusammenhänge der Erlebens-, Verhaltens- und Gedankenebene; Vermittlung von Methoden zum Aufbau von positiven Aktivitäten, der Erweiterung von Kompetenzen, der Identifikation und Modifikation von depressogenen Kognitionen.

Es ist möglich, die Therapiegruppen mit akut depressiven Patienten als offene Gruppen zu führen. Die drei zentralen Elemente der KVT, Aktivitätsaufbau, Verbesserung sozialer Kompetenzen und Bearbeiten kognitiver Verarbeitungsmuster, können als in sich geschlossene Module z. B. jeweils über 4 bis 5 Gruppensitzungen angeboten werden. Zur Vorbereitung und Heranführung neuer Patienten sind 1 bis 2 Einzelkontakte nötig, bei denen das zugrunde liegende Rational, die Ziele und die Passung der Gruppentherapie an die persönliche Lage eines Patienten durchgearbeitet werden. Die Patienten nehmen dann an der Gruppentherapie teil und bearbeiten, je nach Aufnahmezeitpunkt in unterschiedlicher Abfolge die drei zentrale Module (siehe oben) der KVT. Den Abschluss bildet dann wieder ein Einzelkontakt, um die Rückfallprophylaxe, die Vorbereitung auf Krisen und die Notfallplanung individuell gestalten zu können.

Es bietet sich an, eine stationäre Gruppentherapie ambulant über einen gewissen Zeitraum fortzuführen, um die Umsetzung des Gelernten in den Alltag, die Anpassung auf eintretende Belastungen zu ermöglichen, Rückfall- und Krisenpläne zu erarbeiten sowie die Familie bzw. die Partner mit einzubeziehen.

Im Rahmen des Kompetenznetzes Depression wurde ein Gruppenkonzept für die ambulante Therapie akuter Depressionen (leichte Ausprägung) ent-

Tabelle 9: Gruppenprogramm „Minor Depression"

Sitzungen	Inhalte, Themen	Übungen, Aufgaben	Materialien
Einzel-kontakt	Informationen über den Ablauf der Gruppe und Aufklärung über Entstehung von Depressionen: – Symptome – Ursachen und Entstehung – Auswirkungen von Depression	– Lesen der Aufklärungsbroschüre – je nach Stand der Gruppe	– Broschüre – Multifaktorielles Modell – Stress und Depression – Dreieck: Denken-Fühlen-Handeln
Modul 1 Sitzung 1.1	Der Zusammenhang zwischen Aktivität und Stimmung: – Die Stimmungsspirale – Der Zusammenhang von niedergeschlagener Stimmung und Aktivitäten – Angenehme Aktivitäten – Pflichten	– Wochenplan – Liste angenehmer Aktivitäten – Angenehme Aktivität durchführen	– Liste angenehmer Aktivitäten – Waagemodell – Wochenplan
Modul 1 Sitzung 1.2	Die Selbstverstärkung – Besprechen der Liste angenehmer Aktivitäten und Schwierigkeiten beim Umsetzen von Aktivitäten – Verstärkung und Selbstverstärkung	– Persönliche Liste angenehmer Aktivitäten – Für Tätigkeiten belohnen – Wochenplan	– Modell der operanten Konditionierung
Modul 1 Sitzung 1.3	Vertiefung des Aktivitätsaufbaus – Wiederholung der letzten Sitzung	– Angenehme Aktivität umsetzen – Wochenplan	– Persönliche Liste positiver Aktivitäten – Wochenplan
Modul 2 Sitzung 2.1	Das kognitive Modell – Der Einfluss von Gedanken auf die Stimmung	– Protokollierung von Gedanken mit Hilfe 3-Spalten-Technik	– 3-Spalten-Technik – Beispiele
Modul 2 Sitzung 2.2	Andere Sichtweisen: Die ABC-Technik und Alternativgedanken – Erweiterung der ABC-Technik auf 5 Spalten	– ABC-Technik mit 5-Spalten	– 5-Spalten-Protokoll
Modul 2 Sitzung 2.3	Vertiefung der ABC-Technik – ABC-Technik mit 5-Spalten	– ABC-Technik mit 5-Spalten – Soziale Situationen	– 5-Spalten-Protokoll
Modul 3 Sitzung 3.1	Soziale Kompetenzen: Einführung und „Recht durchsetzen" – Definition soziale Kompetenz – Kriterien „Recht durchsetzen"	– In-Vivo-Übung: Recht durchsetzen	– Sicheres, unsicheres und aggressives Verhalten – Recht durchsetzen

Tabelle 9: Gruppenprogramm „Minor Depression" (Fortsetzung)

Sitzungen	Inhalte, Themen	Übungen, Aufgaben	Materialien
Modul 3 Sitzung 3.2	Situationstyp „Beziehungssituationen" – Kriterien „Beziehungssituationen"	– In-Vivo-Übung: Ein Gefühl äußern	– Arbeitsblatt „Beziehungen"
Modul 3 Sitzung 3.3	Situationstyp „Sympathie gewinnen" – Kriterien „Sympathie gewinnen" – Gespräche führen	– In-Vivo-Übung: Ein Gespräch beginnen – Wochenplan	– Arbeitsblatt „Sympathie gewinnen"

Gruppenmaterialien und Gruppenkonzept kostenlos zugänglich

wickelt und wissenschaftlich evaluiert. Das aus einem einführenden Einzelkontakt und 9 Gruppensitzungen bestehende Programm ist für offene Gruppen konzipiert, strukturiert, manualisiert und auf Materialien bezogen (vgl. Tab. 9). Die Patientenmaterialien sowie die Anleitungen für Gruppentherapeuten sind kostenfrei zugänglich und für den Eigenbedarf bzw. für die Patienten von der Website herunterzuladen (www.kompetenznetz-depression.de). Das Gruppenprogramm kommt bei den akut depressiven Patienten sehr gut an. Therapeuten nutzen die Materialien und die Struktur des Therapieprogramms ergänzend zur Einzeltherapie. Die kurz- und längerfristigen Effekte sind bedeutsam und ähnlich gut wie Sertralin (SSRI).

4.5.1.6 Kognitive Verhaltenstherapie bei akuten Depressionen im Alter

Depressive Störungen im Alter treten mit großer Wahrscheinlichkeit dann auf, wenn ältere Menschen an alten Zielvorstellungen, die nun nicht länger realisierbar sind, festhalten, persönliche Anspruchsniveaus weiterhin hoch sind bzw. sich den veränderten Gegebenheiten nicht entsprechend anpassen, es zur Bewältigung der neuen Situation an Fertigkeiten, instrumentellen Verhaltensweisen, Problemlösestrategien und sozialer Unterstützung fehlt und damit die veränderte Umwelt noch weniger kontrollierbar erlebt wird. Durch den Prozess des Älterwerdens in unserer Gesellschaft geht eine ganze Reihe positiver Verstärker verloren, besonders dann, wenn früher nur eine Verstärkerquelle dominierte (z. B. Arbeitstätigkeit, Ehepartner), die nun möglicherweise nicht länger erreichbar ist. Der somit eintretende eingeschränkte Lebensbereich wird zu einer gleichförmigen Stimulussituation, was zu einer Sättigung der verbliebenen Verstärker beiträgt und eine weitere Erhöhung der aversiven Lebenslage bedingt. Liegen zudem in der früheren

Lerngeschichte wiederholte Erfahrungen der Hilflosigkeit, des Pessimismus und des Fatalismus, dann tragen diese Einstellungen, verbunden mit internaler, stabiler und unveränderbarer Ursachenzuschreibung der negativen Erfahrungen und Misserfolge zur Verschlimmerung der eingetretenen Lage bei.

Die unter Kapitel 2 vorgestellten und diskutierten Erklärungsmodelle des Verstärkerverlusts, der erlernten Hilflosigkeit, der dysfunktionalen Einstellungen und der depressionsförderlichen Persönlichkeitszüge, verbunden mit Belastungen und negativen Lebensbedingungen lassen sich zum Verständnis akut depressiver Entwicklungen im höheren Lebensalter heranziehen.

Kognitive Verhaltenstherapie bei akuten Depressionen im Alter setzt an den hier angedeuteten kritischen Punkten an. Ziele psychologischer Intervention reichen von der Etablierung kurzfristiger Maßnahmen (wie Krisenintervention, unmittelbare Unterstützung, Problemlösung, Motivierung) über informierende und koordinierende Maßnahmen (wie Aufklärung, Planung und Versorgung mit Möglichkeiten der Hilfe), bis hin zu mittel- und längerfristigen psychotherapeutischen Maßnahmen in Form von Einzel- und Gruppentherapien innerhalb oder außerhalb von Institutionen.

Überzeugende Evidenzen für die Musterbeispiele

Das konkrete Vorgehen einer Gruppentherapie bei Depressionen im Alter ist in Tabelle 10 dargestellt. Das Gruppenprogramm für depressive ältere Patienten, das als ambulantes oder stationäres Angebot entwickelt wurde, liegt mitsamt aller Materialien und Anleitungen vor (Hautzinger, 2000) und hat sich inzwischen mehrfach in kontrollierten Studien bewährt (Hautzinger & Welz, 2004, 2008).

Die therapeutischen Elemente sind vergleichbar den zuvor beschriebenen Methoden. Das Herangehen, das Tempo, die Dauer, die Beispiele und die Materialien sind jedoch auf die Zielgruppe abgestimmt. So lässt sich das in der Tabelle auf 12 Gruppensitzungen angelegte Therapieprogramm ohne Probleme auf 20 bis 25 Therapiesitzungen ausweiten, ohne dass deshalb neue Themen, Materialien und Übungen erforderlich wären. Wir haben dieses Gruppenprogramm inzwischen mit großem Erfolg auch als Einzelintervention angewandt. Die Akzeptanz und die Auswirkungen des Angebots sind erfreulich und durchweg positiv.

Für die älteren Patienten ist der Gruppenrahmen eine sehr wichtige Erfahrung. Dadurch werden zum einen soziale Kontakte unmittelbar möglich und durch die Therapeuten auch gefördert (Telefonnummern austauschen, gemeinsame Aktivitäten planen und durchführen usw.). Zum anderen gelingt die Bearbeitung von Überzeugungen und Veränderung kognitiver Haltungen in der Gruppe viel besser. Oft tun sich ältere Patienten schwer, von den jüngeren Therapeuten Anregungen anzunehmen. Im Gruppenrahmen können nun die anderen Teilnehmer dafür herangezogen werden, andere Sicht-

Tabelle 10: Struktur eines Gruppenprogramms für ältere Menschen mit akuten Depressionen

Struktur und Vorgehen bei Gruppen für depressive Ältere

1. Sitzung	Verständnis von Depression, Zusammenhang von Denken, Handeln und Fühlen
2. Sitzung	Problem- und Verhaltensanalyse
3. Sitzung	Zusammenhang von vorausgehenden und nachfolgenden Bedingungen, Verhaltenskontrolltechniken
4. Sitzung	Entspannungstraining (PMR) als Methode zur Kontrolle des „Fühlens“
5. Sitzung	Handeln, Tun und Stimmung, Auswertung der Liste angenehmer Aktivitäten
6. Sitzung	Fortführung des Themas Handeln und Fühlen, Tagesprotokoll
7. Sitzung	Thema Fühlen und Denken, Gedankenlisten
8. Sitzung	Gedankenmuster analysieren, Techniken zur Kontrolle automatischer Gedanken
9. Sitzung	Thema Handeln und Fühlen, Stimmungs- und Tätigkeitsprotokolle auswerten
10. Sitzung	Fortführung des Themas Denken und Fühlen, Einführung der Ereignis – bewertende Gedanken – Gefühle-Technik
11. Sitzung	Einführung in das Thema Soziale Kompetenz, Zusammenhang von Handeln, Denken und Fühlen am Beispiel sozialer Situationen
12. Sitzung	Thema: Zeit nach Gruppenende, Wiederholung der Gruppeninhalte, persönlichen Handlungsplan festlegen

weisen und andere Erfahrungen einzubringen, Realitätstesten (z. T. durch klare Absprachen zwischen den Teilnehmern) zu initiieren und so eine Veränderung einzuleiten.

4.5.1.7 Kognitive Verhaltenstherapie mit depressiven Jugendlichen

Depressionen im Jugendalter beeinträchtigen die Leistung und das Sozialverhalten

Depressive Jugendliche weisen häufig folgende Merkmale auf: (a) eine Vorgeschichte an aktueller oder früherer Psychopathologie, (b) andere problematische Verhaltensweisen und körperliche Beschwerden bzw. Erkrankungen, (c) einen möglichen Selbstmordversuch, (d) depressogene Kognitionen, wie Pessimismus, internale, globale und stabile Misserfolgsattribution, (e) ein negatives Körperbild, (f) niedrigen Selbstwert, (g) deutliche emotionale Abhängigkeit, (h) Neigung zu erhöhter Selbstaufmerksamkeit, (i) wenig wirksame und hilfreiche Bewältigungsfertigkeiten (wie z. B.

Rückzug, Isolation, Rücksichtslosigkeit), (j) wenig soziale Unterstützung von Freunden und der Familie, (k) häufiges Suchtverhalten, wie Zigarettenrauchen. Ein negatives Körperbild und ein reduzierter Selbstwert sind besonders bei weiblichen Teenagern deutlich mit Depression assoziiert.

Es zeigt sich, dass Jugendliche mit einer früheren oder aktuellen Depression schlechtere schulische Leistungen erbringen, häufiger Fehlen, unaufmerksamer und müder sind, ihre Hausaufgaben oft unvollständig bzw. nachlässig sind und dass sie häufig eine Klasse wiederholt haben. Viele dieser Merkmale müssen auch als Risikofaktoren für eine zukünftige Depression bei Jugendlichen angesehen werden. Jugendliche, die bereits eine depressive Episode durchlebt haben, zeigen persistierend leichte depressive Symptome, haben Ängste und andere affektive Verhaltensauffälligkeiten sowie weniger (effiziente) Bewältigungsfertigkeiten. Die typischen kognitiven Stile während einer Depression bestehen meist auch nach Abklingen der Symptomatik fort. Die klinischen Implikationen daraus sind, dass die Therapie depressiver Jugendlicher eine gewisse Zeit über den Zustand der Symptomreduktion hinaus fortgesetzt werden sollte. In dem Maße, in dem die psychologischen und sozialen Auffälligkeiten über die depressive Episode hinaus andauern, besteht für die ehemals depressiven Jugendlichen ein erhöhtes Risiko für einen Rückfall.

Die Behandlung von depressiven Jugendlichen empfiehlt sich in einem Gruppenrahmen. Die Rolle der Therapeuten ist dabei eher die eines Kursleiters, eines vertrauten Trainers und hilfreichen Freunds. Das Vorgehen ist konkret, strukturiert, übungsorientiert, darauf gerichtet, Probleme zu verstehen und zu bewältigen (Lewinsohn et al., 1999).

In der ersten Sitzung werden Gruppenregeln und Arbeitsrichtlinien sowie eine Begründung für das Behandlungsprogramm vorgestellt. Den Teilnehmern wird erklärt, dass Depressionen im Allgemeinen sich aus Belastungen und Lebensproblemen ergeben, mit denen der Einzelne nicht fertig geworden ist. Das Ziel ist daher, den Jugendlichen neue Fertigkeiten beizubringen, um mit diesen Schwierigkeiten effizienter umgehen zu können, um so Kontrolle über ihr Befinden und ihre Stimmung zu erlangen. Es wird betont, dass die jugendlichen Patienten selbst entscheiden müssen, was für sie hilfreich ist. Die Therapeuten sind nicht die fachlichen Autoritäten, sondern die Gruppenteilnehmer und die Therapeuten arbeiten in partnerschaftlicher Weise zusammen.

Die folgenden Sitzungen befassen sich mit sozialen Fertigkeiten und Handlungen, wie Kommunikation und Konversation, Planung sozialer Aktivitäten, Gewinnen neuer Sozialkontakte und von Freunden. Die Fertigkeiten werden zunächst in der Gruppe erprobt und dann in Form von Aufgaben in den Alltag übertragen. Die Mehrzahl der Jugendlichen ist überhaupt nicht mit den Grundregeln positiver sozialer Interaktion vertraut.

Die Übungen zum Sozialverhalten werden gefolgt von Sitzungen, die sich mit der Verbesserung der Menge und der Qualität positiver Aktivitäten befassen. Ergänzend zu der Vermittlung grundlegender Selbstkontroll- und Selbstmanagementfertigkeiten wird hier eine für diese Altersgruppe passende „Liste angenehmer Aktivitäten“ eingesetzt. Für die Mehrzahl der Jugendlichen lässt sich eine klare Assoziation zwischen dem Ausmaß angenehmer Aktivitäten und dem Befinden feststellen.

Da Anspannung und Ängstlichkeit, besonders im sozialen Rahmen, häufige Probleme depressiver Jugendlicher sind, wird im nächsten Abschnitt den Teilnehmern ein Entspannungsverfahren (Progressive Muskelentspannung und Atemtechnik) vermittelt. Im Gruppenrahmen tritt anfänglich bei diesen Übungen gerne eine gewisse Befangenheit auf, die wir z. B. dadurch entkrampfen, dass wir die Gruppenteilnehmer zunächst mit dem Rücken zueinander üben lassen.

Die Bearbeitung von Kognitionen erfolgt in den mittleren Sitzungen und fokussiert darauf, positive Gedanken zu erhöhen, pessimistische Gedanken zu reduzieren und irrationale bzw. dysfunktionale Überzeugungen zu korrigieren. Die spezifischen Techniken dabei entstammen den bereits früher dargestellten Vorschlägen (Kap. 4.5.1.3). Es ist hilfreich, dafür Cartoons mit populären Figuren zu adaptieren, um zu zeigen, wie negatives Denken zu depressiven Stimmungen führt und wie alternative positive Gedanken die Stimmung und allmählich das eingeschliffene negative Denkmuster verändern. Dieser Teil erzielt vermutlich den stärksten klinischen Effekt, besonders mit den älteren Jugendlichen, vorausgesetzt, sie haben die Entwicklungsstufe der formalen Denkoperationen erreicht.

Im sich anschließenden Abschnitt (etwa ab Sitzung 13 bis 15) geht es um die Vermittlung von Kommunikations- und Problemlösefertigkeiten. Die Idee dafür ist, dass familiäre Spannungen und Konflikte eskalieren, wenn Teenager zunehmend selbstbewusster und unabhängiger werden. Unglückliche und wenig erfolgreiche Lösungen dieser Konflikte führen zu aversiven Interaktionen, die selbst wieder zur Entstehung oder Aufrechterhaltung einer Depression beitragen. Dieses Modul erfordert die Mitarbeit von Eltern und Jugendlichen, somit eine (auch zeitliche) Erweiterung des Programms um von der Gruppentherapie ergänzte Familiensitzungen. Da dies nicht immer gelingt bzw. möglich ist, kann dieser Programmteil auch als Teil des sozialen Kompetenztrainings (aus den Anfangssitzungen) wieder aufgegriffen und auch nur mit den Jugendlichen trainiert werden.

Die letzten Sitzungen dienen dazu, das gesamte Material, die Übungen und neuen Fertigkeiten zu integrieren und sich auf zukünftige Probleme und Konflikte vorzubereiten, um so erneuten Depressionen vorzubeugen. Mit Unterstützung der Therapeuten erarbeitet jeder Teilnehmer einen schriftlichen, ganz persönlichen Notfallplan, der die Schritte und Maßnahmen spezifiziert, die zu unternehmen sind, um etwaige depressive Verfassungen rasch anzugehen und zu überwinden. Die Gruppe ist hier besonders wichtig, da Jugendliche auf Bewertungen Gleichaltriger viel mehr hören als auf die Einschätzungen eines erwachsenen Therapeuten. Die größte Schwierigkeit am Ende der Sitzungen besteht meist darin, dass viel mehr Zeit nötig wäre, um jedem Patienten einen genau abgestimmten und festgelegten Plan an die Hand zu geben.

Erste Effektivitätsstudien zeigen gute Erfolge bei Jugendlichen

Klinische Erfahrungen und vorliegende Studien zeigen, dass diese Art Gruppentherapie eine wirksame Intervention für Jugendliche mit einer akuten Depression ist (Pössel & Hautzinger, 2006). Jugendliche sind recht leicht für diese Form der Therapie zu gewinnen und die Abbrecherzahlen sind niedrig. Es ist gut möglich, die Inhalte, die Übungen und die Materialien auch in einer Einzeltherapie Jugendlicher anzuwenden. Die meisten Inhalte, die jetzt einer Gruppe in zwei Stunden vermittelt werden, können mit einem einzelnen Patienten in einer einstündigen Therapie geübt werden. Es kann ein Vorteil der Einzeltherapie sein, dass die Inhalte der Materialien auf die persönliche Situation des Jugendlichen zugeschnitten werden können, ohne dass alle Interventionen durchgearbeitet werden müssen. Bei der Auswahl von Modulen sollte ein Therapeut an den Stärken und Fertigkeiten eines Jugendlichen und weniger an seinen Defiziten ansetzen.

4.5.2 Interpersonelle Psychotherapie (IPT)

Zwischenmenschliche Ereignisse und Konflikte stehen im Zentrum

Depressionen in einem interpersonellen Kontext zu verstehen, blickt auf eine lange Geschichte zurück. Soziale Konflikte, Verluste, Enttäuschungen und Belastungen zählen mit zu den gravierendsten Lebensereignissen und sind im Vorfeld bzw. der Entwicklungsgeschichte depressiver Störungen gehäuft anzutreffen. Die interpersonelle Richtung geht von der Annahme aus, dass die psychosozialen und zwischenmenschlichen Erfahrungen entscheidenden Einfluss auf die Entwicklung akuter Depressionen und auf deren Behandlung nehmen. Obwohl der Einfluss frühkindlicher Entwicklungen auf die zwischenmenschlichen Beziehungsmuster des Erwachsenen erkannt wird, ist die Rekonstruktion dieser frühen Erfahrungen im Rahmen der IPT nicht erforderlich. Vielmehr konzentriert sich die IPT auf das Hier und Jetzt, die jetzt stattfindenden Beziehungen, unter der Annahme, dass sich frühere interpersonelle Erfahrungen im aktuellen sozialen Verhalten niederschlagen.

Linderung der Symptomatik, Verbesserung zwischenmenschlicher Beziehungen

Das Konzept der IPT (vgl. Schramm et al., 1996) geht davon aus, dass Depressionen, ungeachtet von biologischer Vulnerabilität oder Persönlichkeitsaspekten, stets in einem psychosozialen und interpersonellen Kontext auftreten. Das der IPT zugrunde liegende Depressionskonzept postuliert drei an der Entstehung beteiligte Prozesse: Die Symptombildung, die sozialen und interpersonellen Beziehungen und Persönlichkeitsfaktoren. Das Ziel der IPT ist die Linderung der depressiven Symptomatik und die Verbesserung der zwischenmenschlichen Beziehungen, ohne den Versuch einer tiefgreifenden Veränderung der Persönlichkeitsstruktur zu erreichen. In diesem Sinne ist die IPT viel mehr interpersonell als intrapsychisch ausgerichtet.

Konzipiert im Rahmen eines medizinischen Krankheitsmodells, kann die IPT sowohl mit als auch ohne gleichzeitige medikamentöse Behandlung durchgeführt werden. Der therapeutische Prozess umfasst zwischen 12 und 20 wöchentliche Einzelsitzungen (es gibt jedoch inzwischen auch IPT-Gruppenkonzepte), die in cine initiale Phase (1. bis 3. Sitzung), eine mittlere Phase (4. bis 13. Sitzung) und die Beendigungsphase (14. bis 16. Sitzung) gegliedert werden. Typischerweise wird IPT im ambulanten Rahmen verwirklicht, doch liegen inzwischen auch stationäre Konzepte (Kombination aus Einzel- und Gruppentherapie) vor, die mit gutem Erfolg evaluiert wurden (Schramm et al., 2007).

Hauptmerkmale der IPT

- Ambulante Kurzzeitttherapie (12 bis 20 Sitzungen) für akute Depressionen.
- Wöchentliche Einzelsitzungen von 50-minütiger Dauer.
- Arbeit im Hier und Jetzt.
- Spezifikation durch Therapiemanual.
- Wirksamkeit für unipolare, nicht psychotische Depression ist nachgewiesen.

In der Initialphase geht es um Symptombewältigung

In der initialen Phase geht es in erster Linie um die Symptombewältigung. Dabei verwendete therapeutische Strategien dienen hauptsächlich der Entlastung und der Psychoedukation des Patienten. Die spezifischen Aufgaben der Therapeuten in dieser Anfangsphase sind im Kasten zusammengefasst. Da es sich bei der IPT um eine Kurzzeittherapie handelt, reicht die Zeit höchstens für die Bearbeitung von zwei der vier möglichen interpersonellen Problembereiche: Verluste und Trauer, interpersonelle Auseinandersetzungen (Partnerkonflikte), Rollenwechsel (Transition), interpersonelle Defizite (Isolation).

Anfangssitzungen zum Symptommanagement (ca. 1. bis 3. Sitzung)

1. Auseinandersetzung mit der Erkrankung (z. B. Depression)
   a) Symptomerhebung,
   b) den Patienten über Depression und Behandlungsmöglichkeiten informieren,
   c) der Patient erhält die „Krankenrolle“,
   d) die Abklärung der Notwendigkeit einer medikamentösen Behandlung.

2. Herstellen des Zusammenhangs zwischen Erkrankung und interpersonellem Kontext durch Exploration der:
   a) Art der Beziehungen,
   b) Erwartungen des Patienten und der Bezugspersonen aneinander und Erfüllung dieser Erwartungen,
   c) befriedigenden und unbefriedigenden Aspekte dieser Beziehung,
   d) Veränderungswünsche des Patienten hinsichtlich der Beziehung.
3. Identifizieren von Problembereichen
   a) Bestimmen des Hauptproblems, das mit dem Beginn der Erkrankung (z. B. Depression) in Zusammenhang steht,
   b) Festlegen von Behandlungszielen,
   c) Bestimmen, welche Beziehungen bzw. welcher Aspekt einer Beziehung im Zusammenhang mit der Erkrankung steht und welche Veränderungsmöglichkeiten zur Verfügung stehen,
   d) IPT-Konzept erklären und Therapievertrag schließen.

Die mittlere Therapiephase konzentriert sich auf interpersonelle Schwierigkeiten

Die mittlere Therapiephase konzentriert sich auf die Behandlung der aktuellen interpersonellen Schwierigkeiten, die mit der Depression in Verbindung stehen und aus den zuvor genannten vier Problembereichen entstammen. Das Vorgehen der Therapeuten gliedert sich dabei in vier Schritte: Exploration des Problembereichs, Herausarbeiten von Erwartungen und Wahrnehmungen, Analyse möglicher Handlungsalternativen und Lösungsmöglichkeiten sowie Aufbau neuer Verhaltensmuster.

Beendigungsphase: Thematisierung als Trauer- und Abschiedsprozess

In der Beendigungsphase wird der Abschluss der Behandlung explizit als Trauer- und Abschiedsprozess thematisiert und bearbeitet (vgl. Kasten). Die damit in Zusammenhang stehenden Gefühlszustände, typischerweise Ängste, Traurigkeit, doch auch Wut und Ärger, sollen ausreichend thematisiert werden. Ferner wird resümiert, was der Patient gelernt, erreicht und verändert hat.

Beendigungssitzungen: Abschiedsprozess (ca. 14. bis 16. Sitzung)

a) Explizites Besprechen der Beendigung.
b) Anerkennung der Tatsache, dass die Beendigung eine Zeit der Trauer darstellt.
c) Dem Patienten seine autonomen Kompetenzen bewusst machen.

4.5.3 Prävention depressiver Entwicklungen

Indizierte bzw. selektive Prävention richtet sich an Personengruppen mit einem erhöhten Risiko für die Entwicklung einer Depression, während universelle Prävention sich an alle richtet, um über die Vermittlung von Wissen und Können vorbeugend und störungsverhindernd zu wirken.

Prävention depressiver Beeinträchtigung möglich und wirkungsvoll

Ein typisches Beispiel für indikative bzw. selektive Prävention stellen Maßnahmen für Kinder depressiver Eltern bzw. für Kinder mit bereits erhöhten Depressivitätswerten dar. Durch Interventionsangebote für diese speziellen Gruppen soll die Erkrankungsrate gesenkt und das Risiko für den Ausbruch einer Störung reduziert werden. Eine Untersuchung an symptomfreien Kindern depressiver Mütter konnte zeigen, dass durch kognitiv-verhaltenstherapeutische (präventive) Maßnahmen die Entwicklung depressiver Symptome und der Ausbruch depressiver Störungen bei den risikobehafteten Kindern bzw. Jugendlichen im Vergleich mit einer unbehandelten Gruppe mit vergleichbarem Risiko, bedeutsam reduziert werden kann.

Universelle Prävention richtet sich z. B. an Schulkinder einer bestimmten Klassenstufe. Es wird versucht, alle Kinder mit bestimmten Maßnahmen zu erreichen und insbesondere gefährdeten Kindern Fertigkeiten zu vermitteln, die deren Risiko z. B. für depressive Entwicklungen senkt. Für das Zielsymptom „Depression" liegen bislang nur wenige Präventionsansätze vor. Ein Beispiel stellt das Programm „Lebenslust mit Lars & Lisa" (Pössel et al., 2004) dar, das für die 8. Klassenstufe aller Schultypen (insbesondere Real- und Hauptschulen) entwickelt und inzwischen mehrfach erfolgreich evaluiert wurde. Zielgruppengerechte Materialien, Medien und Präsentationsformen erlauben in geschlechtshomogenen Gruppen von Schülerinnen bzw. Schülern über 10 Wochen hinweg (bei jeweils einer Doppeltstunde Unterricht) Fertigkeiten zu vermitteln, die auf der Ebene des Denkens (Kognitionen, Wahrnehmung), des Empfindens (Gefühle, Beschwerden), des Handelns (Aktivitäten, Tagesstruktur) und der Kompetenzen (soziale Fertigkeiten, Kontakte knüpfen) ansetzen (vgl. Kasten). Dieses Angebot hat Ähnlichkeiten mit den kognitiv-verhaltenstherapeutischen Interventionen bei depressiven Patienten und ermöglicht allen Jugendlichen, sich mit einem verbreiteten Thema (Depression, Angst) zu beschäftigen und Fertigkeiten zu erlernen, die für unterschiedlichste Lebensbereiche relevant sind. Die Durchführung dieses strukturierten Präventionsangebots erfordert zwar ein spezielles Training und die Materialien, doch können auch Lehrer und andere soziale bzw. pädagogische Berufsgruppen die Durchführung von „Lars & Lisa" lernen und erfolgreich im Klassenverband einsetzen.

„Lebenslust mit Lars & Lisa" – Ein Präventionsprogramm für Haupt- und Realschulen (nach Pössel et al., 2004)

1. Doppelstunde: Einführung, Überblick, Kennenlernen, Regeln.
2. Doppelstunde: „Find your Aims" (Ziele, Anknüpfungspunkte).
3./4. Doppelstunde: Magische Spirale (Rational, Fühlen, Denken, Handeln).
5./6. Doppelstunde: „Think" (Kognitionen, Gedanken und Stimmung).
7./8. Doppelstunde: „Just do it" (Handeln, Aktivitäten und Stimmung).
9./10. Doppelstunde: „Get in touch" (Kontakte, Selbstsicherheit).

Ganz wesentlich bei derartigen Präventionsprogrammen ist das wiederholte Angebot und Aufgreifen entsprechender Themen. Kein einmalig durchgeführtes über wenige Wochen gehendes Programm hat dauerhafte lebens- bzw. personveränderndernde Wirkungen.

4.6 Krisenintervention und Umgang mit Suizidalität

Hilfe in Krisen und bei Suizidalität

Suizidalität beinhaltet Ruhe- und Todeswünsche, Suizidideen, Suizidversuche und Suizid. Es lassen sich vielfältige Motive für Suizidalität unterscheiden: Wunsch nach Zäsursetzung, Appell an Mitmenschen, Hoffnungslosigkeit, Kränkung, Entlastung von Schuldgefühl, Erlösung, Autoaggression, dranghaft-psychotischer Antrieb. Die Ernsthaftigkeit von Suizidversuchen kann beschrieben werden durch Suizidintention (Wunschausprägung), Suizidarrangement und Suizidmethode.

Indikatoren für akute Suizidalität

Der Patient distanziert sich nicht von Suizidideen bzw. Suizidversuch, auch nicht nach einem ausführlichen Gespräch. Der Patient erlebt drängende Suizidgedanken. Der Patient wirkt ausgesprochen hoffnungslos. Der Patient hat keine Zukunftsperspektive. Der Patient ist sozial isoliert, er hat sich in letzter Zeit zunehmend zurückgezogen. Der Patient hat den Konflikt, der zu den Suizidideen/zum Suizidversuch führte, nicht gelöst. Der Patient reagiert ausgesprochen gereizt/aggressiv oder ist agitiert, ein tragfähiger Gesprächsrapport kommt nicht zustande. Der Patient hat eine schwere depressive Verstimmung, evtl. mit depressiven Wahnideen. Der Patient hat eine Suchterkrankung. Der Patient befindet sich in einer akuten psychotischen Episode. Der Patient hat einen oder mehrere Suizidversuche in der Vorgeschichte. Der Patient hat ein Suizidarrangement getroffen, das eine Auffindung schwierig oder unmöglich macht. Der Patient unternahm einen Suizidversuch mit einer harten Methode oder er hat Suizidgedanken mit einer harten Methode. Der Patient zeigt mangelnde Impulskontrolle.

Risikofaktoren für Suizidhandlungen

Merke: Risikofaktoren für Suizidalität

Mit jedem Faktor steigt das Risiko:
- Frühere Suizidversuche
- Männliches Geschlecht
- Höheres Lebensalter
- Hilf- und Hoffnungslosigkeit
- Impulsivität und Aggressivität
- Suizidales Verhalten in der Familiengeschichte

- Chronische Erkrankungen mit geringer/fehlender Heilungsaussicht
- Mangelnde soziale Bindung und Einbindung
- Substanzmissbrauch
- Schlafstörungen

Krisenintervention bei Suizidalität

Das Vertrauensverhältnis zwischen Patient und Therapeut ist die wichtigste Voraussetzung, um suizidale Patienten zuverlässig erkennen und wirksam behandeln zu können. Weitere wichtige Aspekte sind: Entlastung; beruhigende Versicherungen; Herausnahme aus der konflikthaften Umgebung; Akzeptieren des suizidalen Verhaltens als Notsignal; Verstehen der Bedeutung und subjektiven Notwendigkeit dieses Notsignals; Bearbeitung der gescheiterten Bewältigungsversuche; Aufbau einer tragfähigen Beziehung; Wiederherstellen der wichtigsten Beziehungen; gemeinsam Entwicklung alternativer Problemlösungen für künftige Krisen; Kontaktangebot (u. U. tägliches) als Hilfe zur Selbsthilfe; Einbeziehung von Angehörigen (unter Berücksichtigung der individuellen Situation).

Die Überwindung von akuten Krisen und Suizidalität erfordert häufig eine stationäre Unterbringung, da der erforderliche enge (tägliche, über Stunden gehende) professionelle Kontakt im ambulanten bzw. teilstationären Rahmen nicht möglich ist. Dennoch ist es durch Einsatz, persönliches Engagement, mehrfachen (persönlichen, telefonischen) Kontakt und eine enge Anbindung möglich, auch suizidale Krisen ambulant zu bewältigen. Hierbei ist jedoch entscheidend, dass der Patient bündnisfähig und interpersonell erreichbar ist, seine Angehörigen zuverlässig und verfügbar sind.

5 Evaluation der Psychotherapie bei akuter Depression

5.1 Ergebnisse der Psychotherapieforschung

Vergleichende Therapieforschung belegt Wirksamkeit von Psychotherapie

Nach dem aktuellen Stand vergleichender Therapieforschung bei Depressionen (vgl. de Jong-Meyer et al., 2007) lässt sich mit zunehmender Sicherheit sagen, dass gegenwärtig drei Formen psychotherapeutischer Interventionen vorliegen (die Kognitive Verhaltenstherapie – KVT, die Interpersonelle Psychotherapie – IPT und Psychodynamische Fokaltherapie – STPP), die sich der empirischen Überprüfung (z. T. wiederholt) gestellt und sich auch im Vergleich mit den bewährten psychiatrischen, medikamentösen Therapien behauptet haben. Legt man für die vergleichende Beurteilung den Anteil der depressiven Patienten zugrunde, die durch Psychotherapie voll respondieren (erreichen HDRS-Wert < 8), dann ergeben sich die in Abbildung 17 zusammengefassten Befunde.

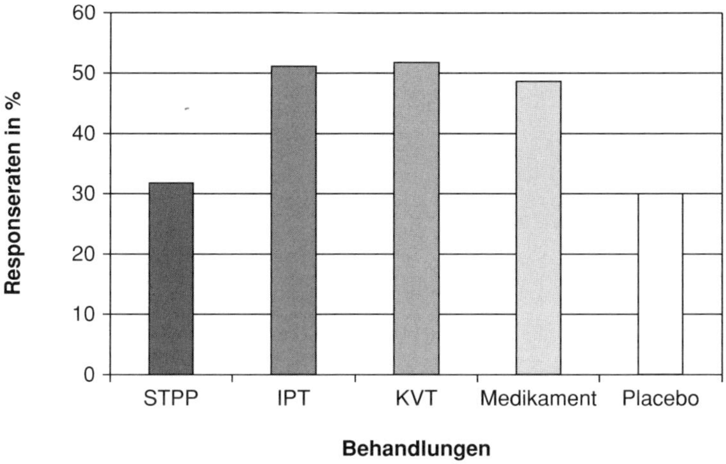

Abbildung 17: Kurzfristige Effekte (Response: HDRS < 8 nach 12 bis 16 Wochen) von Psychotherapie im Vergleich mit Antidepressiva und mit Placebomedikation bei akuter Depression (nach Hollon et al., 2002)

Insbesondere KVT bei allen Formen akuter Depression wirksam

Psychotherapien, insbesondere die KVT und die IPT, schneiden in keiner Studie schlechter als die jeweiligen Vergleichsbedingungen ab. Die kurzfristigen Erfolge (Prä-Post-Vergleiche) sind mit den Effekten einer Pharmakotherapie bzw. einer Kombination von Psychotherapie und Pharmakotherapie vergleichbar. Zwischen den untersuchten Psychotherapien ergeben sich nur geringe Effektunterschiede (bezogen auf den Vergleich von Effektstärken bei BDI und HDRS. Bei der längerfristigen Beurteilung (Katamnesen zwischen 1 und 2 Jahren) schneiden die Psychotherapien, insbesondere die Kognitive Verhaltenstherapie, gut und meist besser als die Pharmakotherapie ab (vgl. Abb. 18). Kombiniert man die Pharmakotherapie mit einer Psychotherapie, dann zeigen sich langfristig gute, z. T. sogar größere Effekte als bei den Monotherapien, dies gilt insbesondere für chronische und rezidivierende Depressionen. Die Anzahl weiterhin symptomfreier Patienten ist bei den Psychotherapien und bei der Kombinationsbehandlung größer. Es gibt weniger Rückfälle und eine deutlich bessere Compliance (geringe Abbruchraten), außerdem erweist sich die Psychotherapie bzw. die Kombinationsbehandlung als langfristig kostengünstiger.

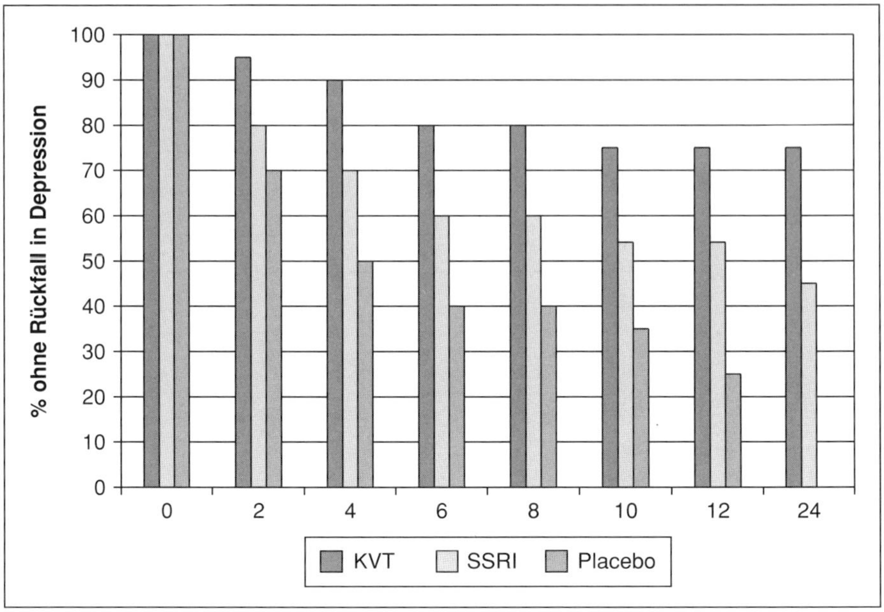

Abbildung 18: Längerfristiger Effekt von Kognitiver Verhaltenstherapie, Antidepressiva- und Placebomedikation bei Therapierespondern (Startwert HDRS < 8 seit mindestens 2 Monaten). Die Medikation wurde bis zum Ende des ersten Jahres als Dauermedikation fortgeführt, während der KVT in dem Jahr nur 3 zusätzliche Sitzungen erlaubt waren. Im zweiten Jahr wurden alle Interventionen gestoppt (nach Hollon et al., 2005).

5.2 Grundelemente für wirksames therapeutisches Handeln

Grundmerkmale erfolgreicher Psychotherapie

Die vergleichbaren (kurzfristigen) Effekte der genannten Psychotherapien (KVT, IPT, STPP) liegen vor allem darin begründet, dass der konkrete therapeutische Umgang und das Handeln in den Psychotherapien depressiver Patienten, zumindest in der Akutbehandlung, große Ähnlichkeiten aufweist. Es ist insbesondere im Umgang mit depressiven Patienten offensichtlich nötig, eine Reihe von Interaktions- und Interventionsweisen zu verwirklichen, damit der psychotherapeutische Zugang und eine positive Veränderung überhaupt gelingen können. Diese Gemeinsamkeiten sind:

1. *Aktive Therapeuten:* Therapeuten formulieren klare Fragen, erarbeiten realistische Ziele und machen konkrete Vorschläge zu Veränderungen bzw. Übungen in der Sitzung und zwischen den Therapiekontakten.
2. *Kooperative, doch auch direktive Therapeuten:* Therapeuten verwirklichen ein kooperatives Arbeitsbündnis, fokussieren auf zentrale Probleme, strukturieren und stellen Anforderungen.

3. *Gestuftes, Erfolge vermittelndes Vorgehen:* Die Anforderungen und Übungsschritte sind gestuft und für den Patienten angemessen, damit Misserfolge vermieden und Erfolge ermöglicht werden. Ansatzpunkt sind die Kompetenzen und Stärken der Patienten, die Bewältigung und Lösung von Alltagsproblemen.
4. *Verständliches Therapiemodell:* Therapeuten führen, ausgehend von den Erfahrungen der Patienten verständliche Erklärungen und Begründungen, neue Sichtweisen, veränderungshilfreiche Reformulierungen und Herangehensweisen ein.
5. *Transparenz der Intervention und Vorbereitung auf Krisen:* Die Ziele, die Veränderungsschritte und das Vorgehen werden verständlich erklärt und durchsichtig gemacht. Auf Rückschläge, Krisen und die Zeit nach der Therapie wird vorbereitet.

6 Folgerungen, Empfehlungen, offene Fragen

Wirkmechanismen und Indikatoren der Psychotherapie unklar

Es ist verfrüht anzunehmen, dass die recht konsistenten Befunde der letzten Jahre dafür sprechen, bereits einen Erkenntnisstand erreicht zu haben, der durch weitere Forschungen in diesem Bereich nicht weiter ausgebaut werden könnte, ja angesichts der zunehmenden Prävalenz depressiver Störungen, ausgebaut werden muss. Wir verfügen über wenig Wissen zu den Wirkmechanismen der Psycho- und der Pharmakotherapie bei akuten Depressionen.

Weiterhin ist dringender Handlungsbedarf zur Beantwortung folgender Fragen geboten bzw. sollten Forschungsbemühungen auf wichtige Anwendungsbereiche ausgeweitet werden:

- Wirksamkeit unter alltäglichen Praxisbedingungen der Klinik und der Ambulanz.
- Qualitätssicherung und Evaluation unter verschiedenen Rahmenbedingungen.
- Systematische Ausweitung der Behandlungsansätze auf und kontrollierte Studien an chronifizierten und schweren Depressionen.
- Kontrollierte Studien zur Rückfallprophylaxe bei rezidivierenden Depressionen.
- Kontrollierte Untersuchungen diagnostischer, psycho- und pharmakotherapeutischer Ansätze bei Kindern und Jugendlichen mit Depressionen.

Langfristige Katamnesen fehlen

- Fortgesetzte Bemühungen um Indikatoren und Prädiktoren auf unterschiedlichsten Ebenen für psycho- und pharmakotherapeutische Maßnahmen.
- Erforschung von Wirkmechanismen verbunden mit der Untersuchung von therapiebedingten Veränderungen auf den verschiedensten Ebenen (z. B. endokrinologische, motorische, chronobiologische, psychophysiologische, neben den symptomatologischen und subjektiven Variablen).
- Über den weiteren Verlauf und das weitere Schicksal der Patienten, die Behandlungen abbrechen oder als wenig gebessert entlassen werden, liegen kaum empirisch gestützten Erkenntnisse vor.
- Wie dargestellt, gibt es zwar zahlreiche Modelle und Hypothesen zu den Entstehungsbedingungen, Risikofaktoren und Vulnerabilitäten für Depressionen, doch fehlen auch hier noch entscheidende Studien, insbesondere sind Querschnittsbefunde und experimentelle Studien durch Befunde aus Längsschnittstudien zu untermauern.

Trotz dieses Forschungsbedarfs sollte die Grundhaltung optimistisch sein. Wir haben verschiedene Therapien zur Überwindung und Behandlung akuter Depressionen verfügbar, auf die die Mehrzahl der Patienten mit gutem Erfolg ansprechen.

7 Weiterführende Literatur

Gotlib, I. H. & Hammen, C. L. (2002). *Handbook of Depression*. New York: Guilford Press. Alle relevanten Erklärungskonzepte depressiver Störungen werden dargestellt, wobei aktuelle Forschungsliteratur zur Unterstützung bzw. zur Kritik der Konzepte herangezogen wird.

Hautzinger, M. (2003). *Kognitive Verhaltenstherapie bei Depressionen*. (6. Aufl.). Weinheim: Beltz/PVU. In diesem Therapiemanual finden sich alle erwähnten therapeutischen und zahlreiche diagnostische Materialien.

Hautzinger, M. (2006). Affektive Störungen – Neuropsychologie. In H. Förstl, M. Hautzinger & G. Roth (Hrsg.), *Neurobiologie psychischer Störungen* (S. 447–480). Heidelberg: Springer. Eine aktuelle, auf Forschungsbefunden basierende Darstellung neuropsychologischer Erklärungsansätze zu affektiven Störungen.

Hautzinger, M. (2006). *Ratgeber Depression. Informationen für Betroffene und Angehörige*. Göttingen: Hogrefe. Eine Hilfe zur Psychoedukation und Information für Betroffene und Angehörige. Wurde verfasst als Begleitmaterial zu diesem Buch.

Hegerl, U. & Rupprecht, R. (2006). Affektive Störungen – Neurobiologie. In H. Förstl, M. Hautzinger & G. Roth (Hrsg.), *Neurobiologie psychischer Störungen* (S. 423–446). Heidelberg: Springer. Eine aktuelle, auf Forschungsbefunden basierende Darstellung neurobiologischer Erklärungsansätze zu affektiven Störungen.

8 Literatur

American Psychiatric Association (1996). *Diagnostisches und Statistisches Manual psychischer Störungen (4. Revision)* (DSM-IV – deutsche Ausgabe). Göttingen: Hogrefe.

Beck, A. T., Rush, A. J., Shaw, B. F. & Emery, G. (1996). *Kognitive Therapie der Depression* (5. Aufl.). Weinheim: Beltz/PVU.

Bengel, J. & Hubert, S. (2010). *Anpassungsstörung und Akute Belastungsreaktion.* Göttingen: Hogrefe.

Benkert, O., Hautzinger, M. & Graf-Morgenstern, M. (2008). *Psychopharmakologischer Leitfaden für Psychologen und Psychotherapeuten.* Heidelberg: Springer.

Boland, R. J. & Keller, M. B. (2002). Course and outcome of depression. In I. H. Gotlib & C. L. Hammen (Eds.), *Handbook of depression* (pp. 43–60). New York: Guilford.

Brown, G. & Harris, T. (1978). *The social origin of depression.* London: Tavistock.

Caspi, A., Sugden, K., Moffitt, T. E. et al. (2003). Influence of life stress on depression. Moderation by a polymorphism in the 5HTT gene. *Science, 301*, 386–389.

De Jong-Meyer, R. (2005). Depressive Störungen: Ätiologie. In U. Baumann & M. Perrez (Hrsg.), *Lehrbuch Klinische Psychologie und Psychotherapie* (3. Aufl., S. 862–877). Bern: Huber.

De Jong-Meyer, R., Hautzinger, M., Kühner, C. & Schramm, E. (2007). *Evidenzbasierte Leitlinie zur Psychotherapie affektiver Störungen.* Göttingen: Hogrefe.

Hautzinger, M. (1998). *Depression.* Göttingen: Hogrefe.

Hautzinger, M. (2000). *Depression im Alter.* Weinheim: Beltz/PVU.

Hautzinger, M. (2001). Diagnostik in der Psychotherapie. In R. D. Stieglitz, U. Baumann & H. J. Freyberger (Hrsg.), *Psychodiagnostik psychischer Störungen in der Klinischen Psychologie, der Psychiatrie und der Psychotherapie* (S. 351–377). Stuttgart: Thieme.

Hautzinger, M. (2002). Hamilton Depression Skala (S. 183–186). In E. Brähler, J. Schumacher & B. Strauß (Hrsg.), *Diagnostische Verfahren in der Psychotherapie.* Hogrefe, Göttingen.

Hautzinger, M. (2006). *Wenn Ältere schwermütig werden. Hilfe für Betroffene und Angehörige.* Weinheim: Beltz/PVU.

Hautzinger, M., Hoffmann, N. & Linden, M. (1982). Distressed couples with and without a depressed partner. An analysis of their verbal interactions. *Journal of Behavior Therapy and Experimental Psychiatry 13*, 307–314.

Hautzinger, M., Hormeister, D. & Keller, F. (2010). *Allgemeine Depressionsskala (ADS, 2. Auflage).* Göttingen: Hogrefe.

Hautzinger, M., Joormann, J. & Keller, F. (2006). *Skala dysfunktionaler Einstellungen. Deutsche Version der Dysfunctional Attitude Scale.* Göttingen: Hogrefe.

Hautzinger, M., Keller, F. & Kühner, C. (2006). *Das Beck Depressionsinventar, Revision (BDI 2).* Frankfurt am Main: Harcourt.

Hautzinger, M. & Meyer, T. D. (2002). *Diagnostik affektiver Störungen.* Göttingen: Hogrefe.

Hautzinger, M. & Welz, S. (2004). Kognitive Verhaltenstherapie bei Depressionen im Alter. Ergebnisse einer kontrollierten Vergleichsstudie. *Zeitschrift für Gerontologie und Geriatrie, 37,* 427–435.

Hautzinger, M. & Welz, S. (2008). Kurz- und längerfristige Wirksamkeit psychologischer Interventionen bei Depressionen im Alter. *Zeitschrift für Klinische Psychologie und Psychotherapie, 37,* 52–60.

Hollon, S. D., Haman, K. L. & Brown, L. L. (2002). Cognitive-behavioral treatment of depression. In I. H. Gotlib & C. L. Hammen (Eds.), *Handbook of Depression* (pp. 383–403). New York: Guilford.
Hollon, S. D., DeRubeis, R. J., Shelton, R. C., Amsterdam, J. D., Salomon, R. M., O'Reardon, J. P. et al. (2005). Prevention of relapse following cognitive therapy versus medication in moderate to severe depression. *Archives of General Psychiatry, 62,* 417–422.
Jacobi, F., Wittchen, H.-U., Hölting, C., Höfler, M., Pfister, H., Müller, N. et al. (2004). Prevalence, co-morbidity, and correlates of mental disorders in the general population. Results from the German Health Interview and Examination Survey. *Psychological Medicine, 34,* 597–611.
Lewinsohn, P. M., Clarke, G. E. & Hautzinger, M. (1999). Psychologische Interventionen bei Depressionen im Jugendalter. *Verhaltenstherapie, 9,* 124–130.
Linden, M. & Hautzinger, M. (2008). *Verhaltenstherapie Manual. Techniken und Einzelverfahren* (6. Aufl.). Heidelberg: Springer.
Meyberg, H. S. (1997). Limbic-cortical dysregulation: A proposed model of depression. *Journal of Neuropsychiatry and Clinical Neuroscience, 9,* 471–481.
Meyer, T. D. & Hautzinger, M. (2004). *Manisch-depressive Störungen. Kognitive Verhaltenstherapie bei Bipolaren Störungen.* Weinheim: Beltz/PVU.
Meyer, T. D. & Hautzinger, M. (2010). *Bipolare Affektive Störungen.* Göttingen: Hogrefe.
Murray, C. J. & Lopez, A. D. (1997). Global mortality, disability, and the contribution of risk factors. Global burden of disease study. *Lancet, 348,* 1436–1442.
Pössel, P. & Hautzinger, M. (2006). Effekt pharmakologischer und psychotherapeutischer Interventionen auf Depressionen bei Kindern und Jugendlichen. *Zeitschrift für Kinder- und Jugendpsychiatrie und Psychotherapie, 34,* 243–255.
Pössel, P. & Hautzinger, M. (2009). Kognitive Methoden. In M. Hautzinger & P. Pauli (Hrsg.), *Psychotherapeutische Methoden* (Enzyklopädie der Psychologie, Serie Psychologische Interventionsmethoden, Band 2, S. 387–458). Göttingen: Hogrefe.
Pössel, P., Horn, A. B., Seemann, S. & Hautzinger, M. (2004). *Lars&Lisa – Ein Trainingsprogramm zur Prävention von Depressionen bei Jugendlichen.* Göttingen: Hogrefe.
Risch, K., Stangier, U., Heidenreich, T. & Hautzinger, M. (2010). *Kognitive Verhaltenstherapie bei rezidivierender Depression.* Heidelberg: Springer.
Rush, A. J., Trivedi, M. H., Ibrahim, H. M., Carmody, T. J. et al. (2003). The 16-item Quick Inventory of Depressive Symptomatology (QIDS). A psychometric evaluation. *Biological Psychiatry, 54,* 573–583.
Schramm, E. (1996). *Interpersonelle Psychotherapie.* Stuttgart: Schattauer.
Schramm, E. Brakemeier, E. L. & Hautzinger, M. (in Vorb.). *Chronische Depression.* Göttingen: Hogrefe.
Schramm, E., van Calker, D., Dykierek, P., Lieb, K., Kech, S., Zobel, I., Reiner, L. & Berger, M. (2007). An intensive treatment program of Interpersonal Psychotherapy plus pharmacotherapy for depressed inpatients: Acute and long-term results. *American Journal of Psychiatry, 164,* 768–777.
Schwärzler, B. & Hautzinger, M. (2002). Die prämenstruelle dysphorische Störung. Vorschlag zur Diagnostik eines eigenständigen affektiven Störungsbildes. *Nervenarzt, 73,* 65–71.
Weltgesundheitsorganisation (1992). *Internationale Klassifikation psychischer Störungen, 10. Revision* (ICD 10 – deutsche Ausgabe). Bern: Huber.
Weltgesundheitsorganisation (2004). Prevalence, severity, and unmet need for treatment of mental disorders in the world health organization. World mental health survey. *Journal of the American Medical Association, 291,* 2581–2590.

9 Anhang

Differenzialdiagnose für Affektive Störungen

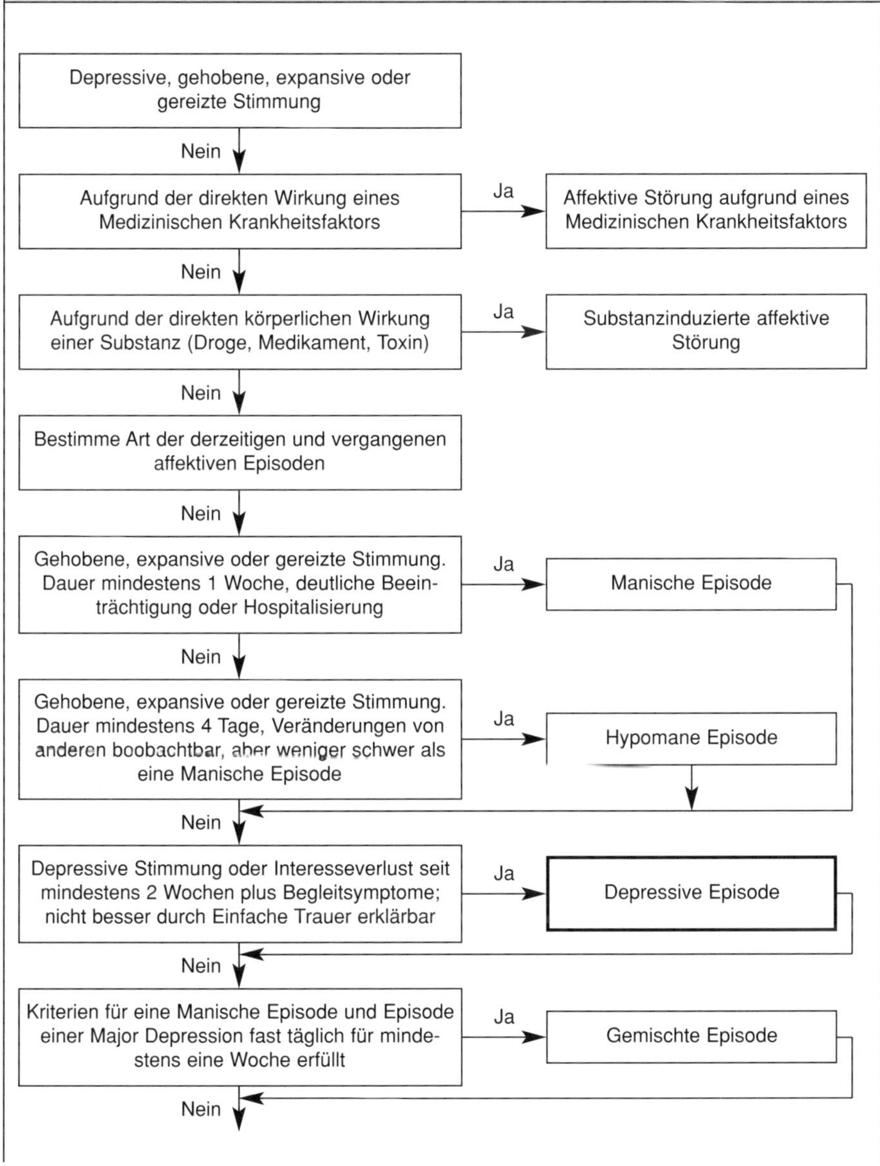

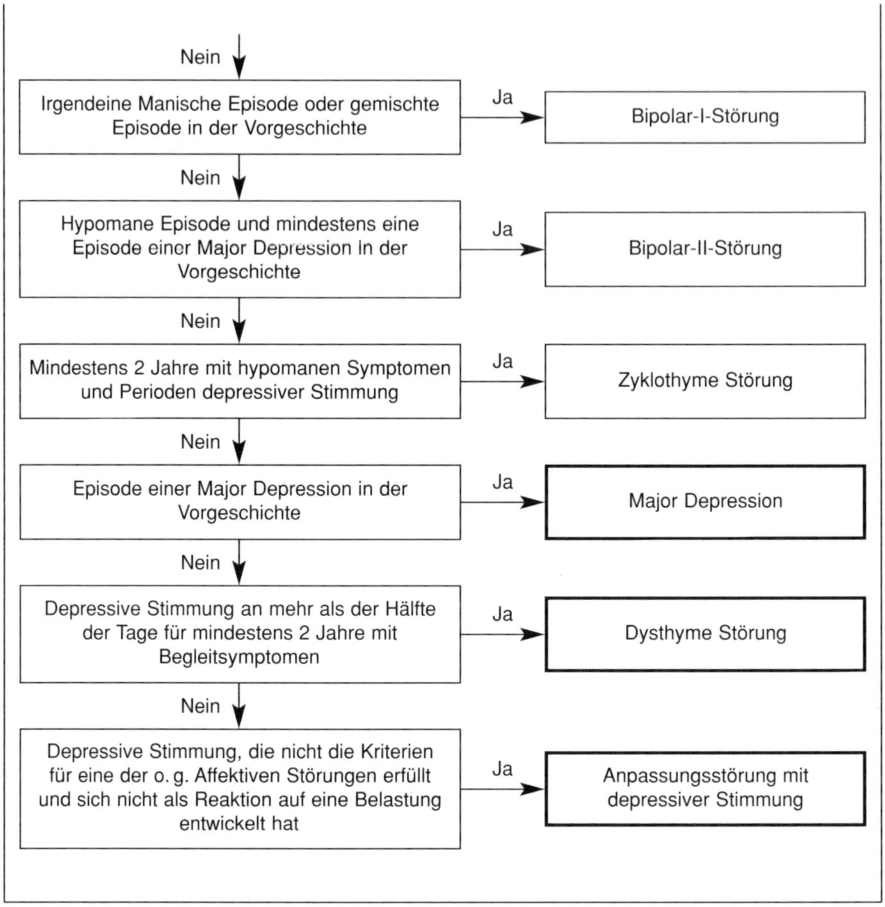
Nein
Irgendeine Manische Episode oder gemischte Episode in der Vorgeschichte
Ja
Bipolar-I-Störung
Nein
Hypomane Episode und mindestens eine Episode einer Major Depression in der Vorgeschichte
Ja
Bipolar-II-Störung
Nein
Mindestens 2 Jahre mit hypomanen Symptomen und Perioden depressiver Stimmung
Ja
Zyklothyme Störung
Nein
Episode einer Major Depression in der Vorgeschichte
Ja
Major Depression
Nein
Depressive Stimmung an mehr als der Hälfte der Tage für mindestens 2 Jahre mit Begleitsymptomen
Ja
Dysthyme Störung
Nein
Depressive Stimmung, die nicht die Kriterien für eine der o. g. Affektiven Störungen erfüllt und sich nicht als Reaktion auf eine Belastung entwickelt hat
Ja
Anpassungsstörung mit depressiver Stimmung

Quick – Inventar Depressiver Symptome (QIDS)[1] (Klinikerurteil)

Bitte beurteilen Sie jede Frage bezogen auf die letzten 7 Tage. Machen Sie einen Kreis um die Zahl, die den Patienten während der letzten Woche am besten beschreibt.

I

1. Einschlafschwierigkeiten

0 Patient brauchte nie länger als 30 Min. um einzuschlafen
1 Patient brauchte an weniger als der Hälfte der Woche mindestens 30 Min. um einzuschlafen
2 Patient brauchte an mehr als der Hälfte der Woche mindestens 30 Min. um einzuschlafen
3 Patient brauchte an mehr als der Hälfte der Woche mindestens 1 Stunde um einzuschlafen

2. Nächtliches Erwachen

0 Patient wachte während der Nacht nie auf
1 Patient berichtete von einem leichten Schlaf mit einigen kurzen Wachphasen in jeder Nacht *(unruhiger, gestörter Schlaf)*
2 Patient wurde zumindest einmal jede Nacht wach, doch schlief leicht wieder ein *(wacht auf)*
3 Patient wurde mehr als einmal pro Nacht, während mehr als der Hälfte der Woche wach und es dauerte mindestens 20 Min., um wieder einzuschlafen

3. Früherwachen

0 Patient wurde während weniger als der Hälfte der Woche eine halbe Stunde oder weniger früher wach
1 Patient wurde während mehr als der Hälfte der Woche eine halbe Stunde oder mehr früher wach
2 Patient wurde während mehr als der Hälfte der Woche eine Stunde zu früh wach
3 Patient wurde während mehr als der Hälfte der Woche zwei Stunden zu früh wach

4. Hypersomnia

0 Patient schlief nicht mehr als 8 Stunden
1 Patient schlief nicht mehr als 10 Stunden während 24 Stunden
2 Patient schlief nicht mehr als 12 Stunden während 24 Stunden
3 Patient schlief mehr als 12 Stunden während 24 Stunden

II

5. Appetitabnahme

0 Patient zeigte keine Veränderung des gewöhnlichen Appetit- und Hungergefühls
1 Patient aß weniger als gewöhnlich (Frequenz und/oder Menge)

---

1 nach Rush et al. (2003) und Hautzinger (2003)

2 Patient aß deutlich weniger als gewöhnlich und nur unter großer Anstrengung *(sich überwinden)*
3 Patient aß selten während 24 Stunden und nur mit großer Anstrengung oder mit Aufforderung/Kontrolle durch andere

6. Appetitzunahme
0 Patient zeigt keine Veränderung des gewöhnlichen Appetit- und Hungergefühls
1 Patient verspürte häufig während der Woche eine Steigerung des Appetitgefühls
2 Patient aß regelmäßig mehr als gewöhnlich (Frequenz und/oder Menge)
3 Patient verspürte deutliche Steigerung des Appetits, verbunden mit dem Drang zum Überessen oder zu Zwischenmahlzeiten

7. Gewichtsabnahme (ohne absichtliche Diät)
0 Patient zeigt keine Gewichtsveränderung
1 Patient empfindet, als ob geringe Gewichtsreduktion auftrat
2 Patient verlor zwei oder mehr Pfund
3 Patient verlor fünf oder mehr Pfund

8. Gewichtszunahme
0 Patient zeigt keine Gewichtsveränderung
1 Patient empfindet, als ob geringe Gewichtszunahme auftrat
2 Patient nahm zwei oder mehr Pfund zu
3 Patient nahm fünf oder mehr Pfund zu

III

9. Stimmung (Traurigkeit, Niedergeschlagenheit)
0 Patient war nicht traurig oder niedergeschlagen
1 Patient fühlte sich weniger als die Hälfte der Woche traurig und niedergeschlagen
2 Patient fühlte sich mehr als die Hälfte der Woche traurig und niedergeschlagen
3 Patient fühlte sich die ganze Woche über traurig und niedergeschlagen

IV

10. Konzentration, Entscheidungsvermögen
0 Patient zeigt keine Veränderung im Konzentrations- und Entscheidungsvermögen
1 Patient fühlt sich gelegentlich unentschlossen und unaufmerksam
2 Patient hat die meiste Zeit Schwierigkeiten, sich zu konzentrieren oder sich zu entscheiden
3 Patient konnte sich nicht ausreichend konzentrieren, um zu Lesen oder konnte nicht einmal unbedeutende Entscheidungen treffen, war entscheidungsunfähig

V
11. Selbstbewertung 0 Patient sah sich ebenso wertvoll und verdienstwürdig wie andere Menschen 1 Patient war mehr selbstanklagend als üblich 2 Patient glaubt, dass er für andere nur eine Last sei und Probleme verursache 3 Patient grübelt über sehr viele größere und kleinere Fehler nach, die er alle in seiner Person begründet sah
VI
12. Suizidvorstellungen 0 Patient hatte keinerlei Gedanken an Selbstmord oder Tod 1 Patient empfand das Leben als leer oder nicht lebenswert 2 Patient dachte mehrfach während der Woche an Selbstmord oder den Tod 3 Patient dachte wiederholt und ernsthaft an Selbstmord oder Tod, machte spezifische Pläne oder versuchte, Selbstmord zu begehen
VII
13. Interesse/Beteiligung am Leben 0 Patient zeigte keine Veränderung des gewöhnlichen Interesses an anderen Menschen und Aktivitäten 1 Patient bemerkte eine Verminderung des früheren Interesses an Dingen und Aktivitäten 2 Beim Patienten waren nur noch ein oder zwei frühere Interessen erhalten 3 Patient zeigte kein Interesse mehr an geliebten Dingen und früheren Aktivitäten
VIII
14. Energielosigkeit 0 Patient war voll unveränderter, gewohnter Energie 1 Patient ermüdete leichter als gewöhnlich 2 Patient musste sich mehr anstrengen, um alltägliche Dinge zu schaffen 3 Patient war aufgrund von Energielosigkeit nicht in der Lage, alltägliche Dinge zu schaffen
IX
15. Psychomotorische Verlangsamung 0 Patient zeigte normale Geschwindigkeit im Denken, Sprechen und in der Gestik/Mimik

1 Patient bemerkte verlangsamtes Denken und die Stimmmodulation ist eingeschränkt
2 Patient berichtet von verlangsamtem Denken und es dauerte einige Sekunden, bis der Patient auf Fragen reagierte (Latenz)
3 Patient reagierte nicht auf Fragen ohne ausdrückliches darauf bestehen

16. Psychomotorische Agitiertheit

0 Patient zeigte keine Steigerung der Geschwindigkeit oder Desorganisation im Denken, der Gestik/Mimik
1 Patient war unruhig, rutschte hin und her, rieb seine Hände aneinander, war zappelig o. Ä.
2 Patient beschrieb Impulse, sich ziellos bewegen zu müssen oder zeigte motorische Ruhelosigkeit
3 Patient konnte nicht stillsitzen, musste sich, trotz Aufforderung es nicht zu tun, hin- und herbewegen

Auswertung

Der Summenwert kennzeichnet die Schwere einer Depression. Ab einem Wert von 10 ist von einer depressiven Beeinträchtigung, ab einem Wert von 15 von einer ernsthaften, klinisch bedeutsamen Depression auszugehen. Der unauffällige, gesunde Bereich liegt bei Werten unter 6 Punkten.

I (höchster Wert der Items 1 bis 4)	
II (höchster Wert der Items 5 bis 8)	
III (Item 9)	
IV (Item 10)	
V (Item 11)	
VI (Item 12)	
VII (Item 13)	
VIII (Item 15)	
IX (höchster Wert der Items 15 bis 16)	
Summenwert (0–27 Punkte)	

Zielerreichungsskalierung			
Ziele	**kurzfristig** (z. B. nächste Woche)	**mittelfristig** (z. B. bis zum Therapieende, bzw. 12 Wochen)	**langfristig** (z. B. in 6 bis 12 Monaten)
Arbeit, Beruf, Ausbildung			
Selbst- und Umweltorganisation			
Freizeitaktivitäten			
Sozialbereich: Partner, Familie, Freunde			
Sozialbereich: Kontaktaufbau, Bekanntenkreis			
Bewertung der eigenen Person			
Bewertung der Umwelt			
Bewertung der Zukunft			
Allgemeines Stimmungsniveau			
Suizidalität			
Medikamenten-, Alkohol-, Drogenmissbrauch			

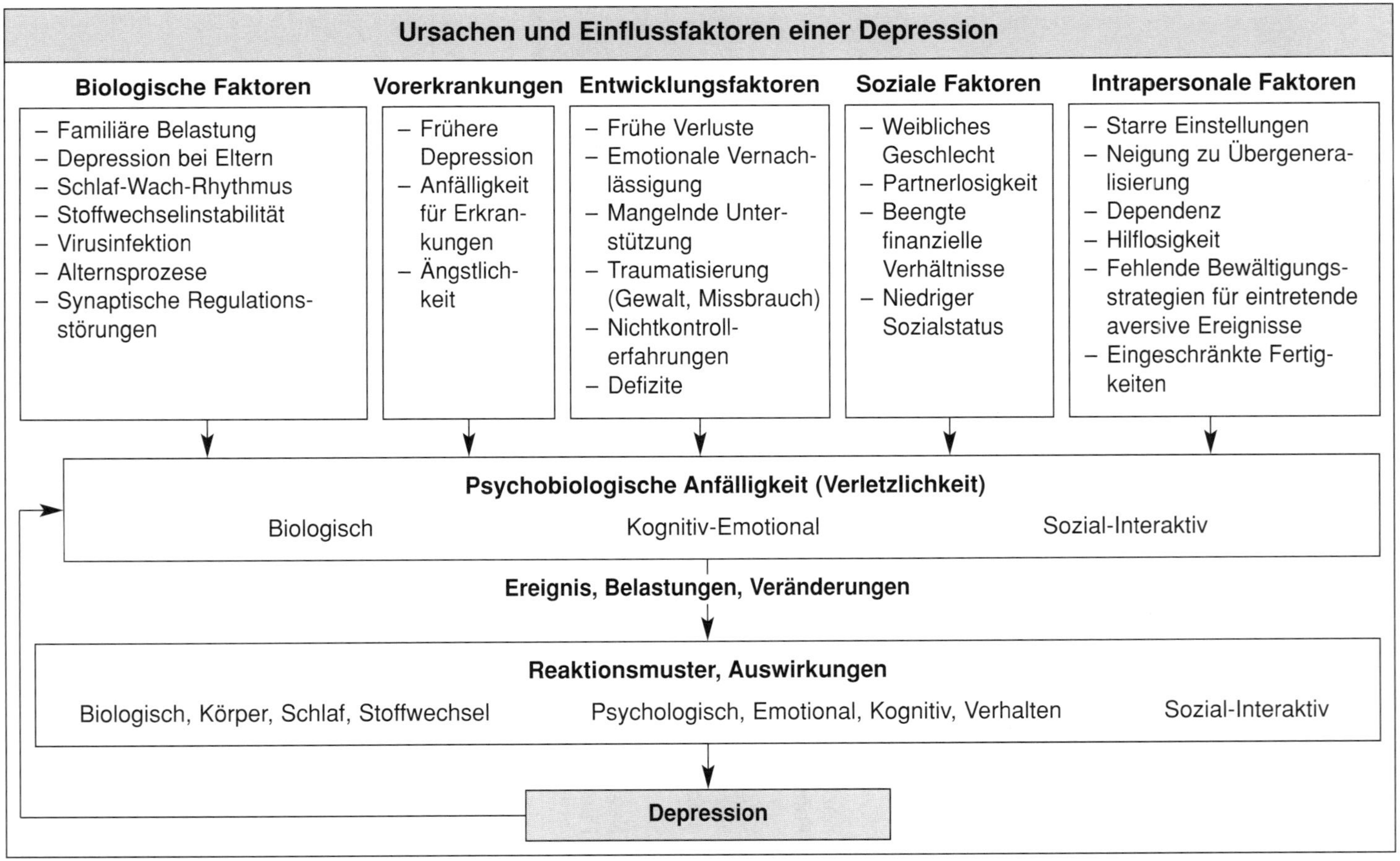
Ursachen und Einflussfaktoren einer Depression
Biologische Faktoren
– Familiäre Belastung
– Depression bei Eltern
– Schlaf-Wach-Rhythmus
– Stoffwechselinstabilität
– Virusinfektion
– Alternsprozese
– Synaptische Regulationsstörungen
Vorerkrankungen
– Frühere Depression
– Anfälligkeit für Erkrankungen
– Ängstlichkeit
Entwicklungsfaktoren
– Frühe Verluste
– Emotionale Vernachlässigung
– Mangelnde Unterstützung
– Traumatisierung (Gewalt, Missbrauch)
– Nichtkontrollerfahrungen
– Defizite
Soziale Faktoren
– Weibliches Geschlecht
– Partnerlosigkeit
– Beengte finanzielle Verhältnisse
– Niedriger Sozialstatus
Intrapersonale Faktoren
– Starre Einstellungen
– Neigung zu Übergeneralisierung
– Dependenz
– Hilflosigkeit
– Fehlende Bewältigungsstrategien für eintretende aversive Ereignisse
– Eingeschränkte Fertigkeiten
Psychobiologische Anfälligkeit (Verletzlichkeit)
Biologisch
Kognitiv-Emotional
Sozial-Interaktiv
Ereignis, Belastungen, Veränderungen
Reaktionsmuster, Auswirkungen
Biologisch, Körper, Schlaf, Stoffwechsel
Psychologisch, Emotional, Kognitiv, Verhalten
Sozial-Interaktiv
Depression

Wochenplan zur Alltagsgestaltung und zum Aufbau angenehmer Tätigkeiten							
	Montag	Dienstag	Mittwoch	Donnerstag	Freitag	Samstag	Sonntag
8–9							
9–10							
10–11							
11–12							
12–13							
13–14							
14–15							
15–16							
16–17							
17–18							
18–19							
19–20							
20–21							
21–24							

Tagesprotokoll für negative Gedanken

Sobald Sie ein unangenehmes Gefühl oder eine unangenehme Stimmung erleben, sollten Sie hier die Situation bzw. das Ereignis festhalten, das dem Gefühl bzw. der Stimmung vorausging. Danach notieren Sie Ihre automatischen Gedanken.

Datum, Uhrzeit	**Situation, Auslöser** Aktuelle Ereignisse, die zu unangenehmen Gefühlen führen; Gedanken, Tagträume usw., die zu unangenehmen Gefühlen führen	**Gefühle, Befinden** Genau angeben (Angst, Wut usw.) Einschätzen der Stärke der Emotion: 0 bis 100	**Automatische Gedanken** Die automatischen, negativen Gedanken angeben, die dem Gefühl vorausgingen	**Hilfreichere Gedanken** Rationale Reaktion auf automatische Gedanken; hilfreichere, funktionalere Gedanken notieren	**Ergebnis** Gefühle nach den rationaleren Gedanken angeben und Stärke einschätzen

Indikatoren für akute Suizidalität

Die Indikatoren sollten wiederholt abgeklärt werden:

- Patient distanziert sich nicht von Suizidideen bzw. Suizidversuch, auch nicht nach ausführlichem Gespräch.
- Patient erlebt drängende Suizidgedanken.
- Patient wirkt ausgesprochen hoffnungslos.
- Patient hat keine Zukunftsperspektive.
- Patient ist sozial isoliert, hat sich in letzter Zeit zunehmend zurückgezogen.
- Patient hat Konflikt, der zu Suizidideen/Suizidversuch führte, nicht gelöst.
- Patient reagiert ausgesprochen gereizt/aggressiv oder ist agitiert, ein tragfähiger Gesprächsrapport kommt nicht zustande.
- Patient hat schwere depressive Verstimmung, evtl. mit depressiven Wahnideen.
- Patient hat eine Suchterkrankung.
- Patient befindet sich in einer akuten psychotischen Episode.
- Patient hat einen oder mehrere Suizidversuche in der Vorgeschichte.
- Patient hat ein Suizidarrangement getroffen, das eine Auffindung schwierig oder unmöglich macht.
- Patient unternahm einen Suizidversuch mit harter Methode oder hat Suizidgedanken mit harter Methode.
- Patient zeigt mangelnde Impulskontrolle.

D. Anzahl der Episoden? . . . . ☐☐

E. Welche der folgenden Störungen können ausgeschlosssen werden?

1. Verursachung durch endokrine Störung oder medikamentöse Behandlung . . . . ☐
2. Schizophrenie als Ursache des depressiven Syndroms . . . . ☐
3. Verursachung durch neurologische Störung . . . . ☐
4. Verursachung durch Substanzkonsum bzw. -abhängigkeit . . . . ☐

F. Welche der folgenden Störungen liegen gleichzeitig vor?

1. Organische psychische Störung . . . . ☐
   Falls ja, erwäge organische psychische Störung
2. Gleichzeitig vorliegende Schizophrenie . . . . ☐
   Falls ja, erwäge Schizophrenie
3. Hypomanische oder manische Symptome . . . . ☐
   Falls ja, erwäge bipolare affektive Störung
4. Anhaltende Stimmungsinstabilität seit mindestens zwei Jahren . . . . ☐
   Falls ja, erwäge Zyklothymia
5. Symptomatik kürzer als zwei Wochen . . . . ☐
   Falls ja, erwäge kurze oder gemischte affektive Störung
6. Wahn oder Halluzinationen . . . . ☐
   Falls ja, erwäge schizoaffektive Störung
7. Alkohol- oder Drogenmissbrauch
   - verursacht das Syndrom . . . . ☐
   - liegt gleichzeitig vor . . . . ☐

   Falls ja, erwäge auch Störung durch psychotrope Substanzen

Interview zur Diagnose einer akuten Depression

A. Welche der folgenden Symptome liegen vor?

1. Depressive Stimmung ☐
2. Verlust von Interesse oder Freude ☐
3. Verminderte Energie oder erhöhte Ermüdbarkeit ☐
4. Verlust von Selbstwertgefühl und Selbstvertrauen ☐
5. Unbegründete Selbstvorwürfe, unangemessene Schuldgefühle ☐
6. Suizidgedanken oder suizidales Verhalten ☐
7. Vermindertes Denk- oder Konzentrationsvermögen ☐
8. Agitiertheit oder psychomotorische Hemmung ☐
9. Schlafstörungen ☐
10. Appetitverlust oder Gewichtsverlust (mehr als 5 % des Körpergewichts) ☐
11. Freudlosigkeit, Anhedonie ☐
12. Morgentief ☐
13. Deutlicher Libidoverlust ☐
14. Neigung zu Weinen ☐
15. Hoffnungslosigkeit oder Verzweiflung ☐
16. Unfähigkeit, tägliche Anforderungen zu erfüllen ☐
17. Pessimistische Zukunftsperspektive oder Grübeln über die Vergangenheit ☐
18. Weniger gesprächig ☐
19. Depressiver Stupor ☐
20. Wahn ☐
21. Halluzinationen ☐

B. Schweregrad des Syndroms?

- leicht ☐
- mittelgradig ☐
- schwer ☐

C. Dauer des Syndroms?

- in Wochen ☐☐
- in Monaten ☐☐